普通高等学校省级规划教材

麻醉学实验技能指导

主　审　金孝岠

主　编　郭文俊　鲁卫华

副主编　程慧娴　文怀昌　秦雪梅

编　委（以姓氏笔画为序）

丁　芳　马文静　王玉龙　王立鹏　王茗芳　文怀昌

吕静静　刘　灿　刘　虎　江连祥　祁羽鹏　杨　帆

何　艳　汪　彤　沈光贵　宋　康　张恺辰　张翠锋

陈　伟　陈　伟　陈　群　陈金萍　周　全　周　炜

周玉梅　胡美珠　姜小敢　袁　荆　夏　伟　钱骏平

徐前程　殷红珍　郭　玲　黄昌云　龚尚毅　葛　伟

董梦娟　喻　君　程　浩　鲁　燕　鲁美静　操良斌

中国科学技术大学出版社

内 容 简 介

麻醉学作为医学领域中的重要分支,不仅要求医师具备深厚的理论知识,更需要他们具备精湛的实践技能。本书中的实验是根据临床工作中的实际情况,将临床麻醉学、疼痛诊疗学和危重病医学相互融合,通过实验操作、模拟训练、情景模拟、虚拟仿真等丰富的教学形式,把枯燥的麻醉理论知识与鲜活的直观感受有机结合,旨在为医学院校麻醉学、临床医学等专业的本科生、研究生和规培生提供全面、系统的实验指导,帮助读者深入理解麻醉学的精髓,通过实践操作为临床麻醉工作打下坚实的基础。

希望本书能成为您学习麻醉学的得力助手,助您在医学道路上不断前行,为患者的健康贡献自己的力量。

图书在版编目(CIP)数据

麻醉学实验技能指导/郭文俊,鲁卫华主编. -- 合肥:中国科学技术大学出版社,2024.
8. -- ISBN 978-7-312-06007-6

Ⅰ. R614-33

中国国家版本馆 CIP 数据核字第 20240EF205 号

麻醉学实验技能指导

MAZUIXUE SHIYAN JINENG ZHIDAO

出版	中国科学技术大学出版社
	安徽省合肥市金寨路 96 号,230026
	http://press.ustc.edu.cn
	https://zgkxjsdxcbs.tmall.com
印刷	安徽国文彩印有限公司
发行	中国科学技术大学出版社
开本	787 mm×1092 mm　1/16
印张	12.25
字数	295 千
版次	2024 年 8 月第 1 版
印次	2024 年 8 月第 1 次印刷
定价	48.00 元

前　言

随着医学科技的飞速发展,麻醉学作为医学领域中的关键分支,在手术和治疗过程中发挥着至关重要的作用。为了让学生深入理解麻醉学的原理和实践,我们编写了这本《麻醉学实验技能指导》,希望能帮助学生掌握麻醉学、疼痛诊疗学和危重病医学的基本技能,提高临床操作水平。

本书的编写团队由多位在临床麻醉学、疼痛诊疗学和危重病医学方面具有丰富经验的临床医生组成,他们对麻醉学实验的基本原理、实验方法、操作技巧以及结果分析等进行了深入研究。本书不仅介绍了经典的临床麻醉学、疼痛诊疗学和危重病医学的实验方法,还引入了一些前沿的技术,贴近临床,以达到早临床的目的。通过学习本书,学生能够全面了解临床麻醉学的内容,提高对麻醉、疼痛及危重知识的理解和应用能力。本书的编委会成员均来自皖南医学院麻醉学院,其中有两位陈伟老师。

在编写过程中,我们力求做到内容翔实、语言简洁,便于学生理解和掌握。同时,本书还配有大量的图表和图片,以帮助学生更好地理解实验方法和操作过程。

希望本书能够帮助广大的医学本科生、研究生以及规培医生更好地理解和应用麻醉学知识,提高医疗质量和医疗安全。同时,我们也欢迎广大读者对本书提出宝贵的意见和建议,以帮助我们不断地改进和完善。

编　者

2023 年 11 月

目　　录

第一篇　临床麻醉学技能指导

第二篇　疼痛诊疗学技术指导

第三篇 危重病医学实验指导

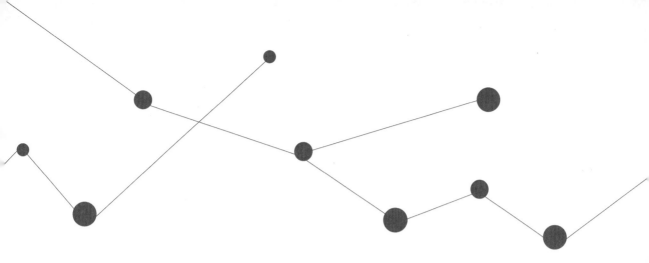

第一篇

临床麻醉学实验指导

实验一 临床麻醉学相关无菌技术

实验目的

（1）掌握：七步洗手法的步骤流程，以及戴口罩、帽子和无菌手套的正确方法。
（2）熟悉：临床麻醉有创操作区域皮肤消毒和铺设洞巾的正确方法。
（3）了解：手术进行中的无菌原则。

实验内容

（1）外科手消毒。
（2）戴帽子、口罩和无菌手套。
（3）皮肤消毒和铺设洞巾。
（4）手术进行中的无菌原则。

实验方法

多媒体演示、教师示范、模拟训练。

实验步骤

一、示范外科手消毒

（1）（内）洗手掌：流水湿润双手，涂抹洗手液，掌心相对，手指并拢，相互揉搓。
（2）（外）洗背侧指缝：手心对手背沿指缝相互揉搓，双手交替进行。
（3）（夹）洗掌侧指缝：掌心相对，双手交叉沿指缝相互揉搓。
（4）（弓）洗指背：弯曲各手指关节，半握拳把指背放在另一手掌心旋转揉搓，双手交替进行。
（5）（大）洗拇指：一手握住另一手大拇指旋转揉搓，双手交替进行。
（6）（立）洗指尖：弯曲各手指关节，把指尖合拢在另一手掌心旋转揉搓，双手交替进行。
（7）（腕）洗手腕：揉搓手腕至腕上 10 cm，双手交替进行。

3

二、示范戴帽子

(1) 完成外科手消毒。

(2) 检查一次性帽子的外包装是否完整,是否在保质期内。

(3) 取出帽子,防水层(蓝色面)向外,帽结在后,遮盖全部头发,长发者应将头发全部塞入帽子内。

三、示范戴口罩

(1) 完成外科手消毒。

(2) 检查一次性口罩的外包装是否完整,是否在保质期内。

(3) 取出口罩,防水层(蓝色面)向外,金属鼻夹在上,口罩罩住口、鼻及下巴。

(4) 口罩上方系带系于头中部,下方系带系于颈后部。

(5) 双手指尖放在鼻夹上,从中间位置开始,用手指向内按压,并逐渐向两侧移动,根据鼻梁形状压实鼻夹。

(6) 调整系带松紧度,使其贴合面部。

四、示范戴无菌手套

(1) 完成外科手消毒。

(2) 选择合适尺码的一次性无菌手套。

(3) 检查手套的外包装是否完整,是否在保质期内。

(4) 沿开口提示方向撕开手套外包装,摊开内层包装。

(5) 从内层包装中取出手套,取手套时只能捏住手套翻折部位。

(6) 戴手套时先将手套的两拇指相对,右手提起手套,左手拇指朝前,其他四指并拢,将左手插入手套并使各手指插入相应的指筒末端,再将已戴手套的左手手指插入右手手套的翻折部位,然后用同样的手法将手套戴好。

(7) 用无菌生理盐水洗净手套外面的滑石粉,如手套无滑石粉,此步骤可省略。

五、示范皮肤消毒和铺设洞巾

(1) 涂擦消毒剂时,应由操作区域中心部向四周涂擦。

(2) 已经接触污染部位的药液纱布,不应再返擦清洁处。

(3) 操作区域皮肤消毒范围视不同操作而定。

(4) 取出一次性无菌洞巾,远离操作台。

(5) 展开洞巾,撕开固定胶带。

(6) 食指和拇指夹住洞巾相邻两上角,顺势将洞巾反折,以手背撑开洞巾。

（7）将洞巾中心的孔洞对准操作区域中心，干净利落地将洞巾铺上。

（8）一手固定洞巾，一手按压胶带，固定洞巾。

（9）检查操作区域是否暴露，若操作区域暴露，可进行下一步操作。

（10）若操作区域未暴露，不能移动洞巾，寻找操作区域，应将该洞巾丢弃，重新铺设洞巾。

六、麻醉操作中的无菌原则

（1）手术人员穿无菌手术衣和戴无菌手套之后，个人的无菌空间为肩部以下、腰部以上的身前区（至腋中线）、双侧手臂。手术台及器械推车铺设无菌单后，台面范围也是无菌区。所有人员必须时刻保持明确的意识，在操作过程中对无菌区域加以严格保护。手不能接触背部、腰部以下和肩部以上部位，同样也不要接触手术台边缘以下的无菌单。如发生意外污染，需要立即更换或重新消毒。

（2）不可在操作人员的背后传递无菌物品。坠落到无菌单或手术台以外的物品，按污染处理。

（3）在操作过程中，同侧人员如需调换位置，一人应先退一步，背对背转身到达另一位置。

（4）参观手术的人员不宜过多，应与操作人员和无菌台面保持 30 cm 以上的距离，尽量减少在手术间的走动。

（5）操作进行时不应开窗通风或使用风扇，室内空调机风口不能吹向操作台。

（6）操作过程中尽量减少手术间的开门次数，严禁开门进行操作。

七、模拟训练

（1）教师现场演示，学生分组练习。

（2）可观看临床无菌操作视频，进行模拟情景演练，教师现场纠错。

（3）学生分组讨论麻醉操作无菌要求。

思考题

患者，女，28 岁，身高 149 cm，体重 102 kg，因"孕 39 周，重度子痫前期"需急诊行剖宫产术，假如你是该患者的麻醉医生，拟实施椎管内麻醉操作，应如何注意无菌操作原则？

（鲁　燕　刘　灿）

实验二　麻醉术前访视和评估

实验目的

（1）掌握：全身情况和各器官系统术前评估的内容和方法。
（2）熟悉：麻醉及手术的风险因素评估、心肺功能及气道的评估。
（3）了解：麻醉前评估的重要性。

实验内容

（1）麻醉前访视的基本原则。
（2）麻醉前访视的内容，包括目前存在的外科疾病情况、合并的基础疾病史、既往手术麻醉史、个人史、过敏史和家族史，相关的体格检查。
（3）麻醉前用药的评估。

实验方法

将典型的案例引入课堂，让学生分析案例、全面系统地了解病史，分组进行情景模拟。

实验步骤

一、麻醉前访视的基本原则

（1）访视时间：择期手术在手术日期的前一天，急诊手术在手术前即刻，门诊手术在手术日当天或者麻醉门诊评估。
（2）局部麻醉、椎管内麻醉、神经阻滞的麻醉评估均应与全身麻醉相同，均需进行全面系统的评估。

二、麻醉前访视的内容

（1）阅读案例，了解病史。获取体格检查和化验结果以及特殊检查结果、拟施行的手术情况、药物使用情况，发现需要复查或者漏检的项目，以便能予以弥补。

（2）访视病人，采集病史。包括患者目前存在的外科疾病情况、合并的基础疾病史、既往手术麻醉史、个人史、过敏史和家族史。进行相关重点体格检查（如呼吸系统、气道评估、心血管系统等），评估患者的全身情况及精神状态。

① 呼吸系统评估：近期有无呼吸道感染，有无合并慢性阻塞性肺疾病、哮喘等呼吸系统疾病及相关治疗情况。肺功能及动脉血气分析，可用于了解病人的通气和换气功能。临床常用的简易床旁肺功能测评：

A．屏气试验：>30 秒为正常，<20 秒可认为肺功能显著不全。

B．吹气试验：呼气时间≤3 秒，表示用力肺活量基本正常；呼气时间>5 秒，表示存在阻塞性通气障碍。

C．吹火柴试验：用点燃火柴置于距病人口部 15 cm 处，如不能吹灭，可估计第 1 秒用力呼气量与用力肺活量的百分比（FEV_1/FVC%）<60%、第 1 秒用力呼气量<1.6 L、最大通气量<50 L。

② 气道评估：包括困难气管插管或困难面罩通气。

A．病史：既往有无困难气道情况及现存疾病是否影响气道，如烧伤、肥胖。

B．体格检查：提示气道处理困难的体征。

a．张口困难；颈椎活动度受限；小颌症；巨舌症；门齿突起；颈短，肌肉颈；病态肥胖。

b．年龄>55 岁、打鼾史、多胡须、无牙、肥胖为面罩通气困难的独立危险因素。

c．评估气道的方法：

Ⅰ．张口度<3 cm 或两横指，喉镜暴露困难。

Ⅱ．颞下颌关节活动度受限可能发生插管困难。

Ⅲ．甲颏距离正常>6.5 cm，小于 6 cm 提示喉镜窥视声门困难。

Ⅳ．咽部结构分级即 Mallampati 分级，Ⅲ～Ⅳ级提示困难气道。

③ 心血管系统评估：有无心血管疾病史，如冠心病、心律失常、高血压病等。注意心血管疾病有无相关治疗，对用药情况及治疗效果等进行评估，根据评估结果，对患者进行心功能分级（NYHA 分级）和美国麻醉医师协会健康状态分级（ASA 分级），就手术和麻醉风险与外科医师达成一致意见，并制定具体的麻醉方案。

三、情景模拟

（1）患者，男，68 岁，术前诊断为胃癌，拟行腹腔镜下行胃癌根治术，请对患者行完整的术前访视。学生分组，每组由患者、患者家属（1 名）、麻醉医生组成。每位组员分别进行角色扮演，模拟术前访视场景。术前访视结束后，首先各组员进行自我评价和组内讨论，最后授课教师总结不足与需要完善的内容。

（2）患者，女，81 岁，因"外伤致左股骨颈骨折"入院，拟行左侧髋关节置换术，既往高血压病多年，自服硝苯地平缓释片及阿司匹林，如何完善术前访视与评估，并制定合理的麻醉方案。每组由患者、患者家属（1 名）、麻醉医生（1 名）及手术医生（1 名）组成。每位组员分别进行角色扮演，模拟术前访视场景并制定麻醉方案。术前访视结束后，组内讨论，麻醉医生总结对患者评估内容及重点，并与外科医生沟通后制定合理的麻醉方案，最后教师复盘，总结该患者的访视重点。

 思考题

患者,男,64岁,身高171 cm,体重68 kg,因"腹痛、腹胀10小时"入院,入院后诊断为肠梗阻,拟急诊行开腹探查术。假如你是一名值班的麻醉医师,请你对该患者进行术前快速访视及评估,包括如何进行关键病史获取、重点体格检查、气道评估等,并制订合理的麻醉方案及应急预案。

（郭　玲　陈金萍）

实验三　常用麻醉设备的使用

实验目的

(1) 掌握:麻醉机和监护仪等设备的基本操作及相关参数的判读和设置。

(2) 熟悉:麻醉机和监护仪等设备的基本构造和操作界面。

(3) 了解:麻醉机和监护仪等设备的工作原理。

实验内容

(1) 麻醉机的使用。

(2) 监护仪的使用。

(3) 微量注射泵的使用。

(4) 超声仪器的使用。

(5) 麻醉基本监测。

实验方法

多媒体演示、教师示范、情景模拟。

实验步骤

一、麻醉机的使用

麻醉机是麻醉医师实施麻醉的必备工具。因此,麻醉医师在每一次实施麻醉前,都应对麻醉机进行完整的、严格的安全检查。不同品牌和型号的麻醉机有其特定的检查步骤,可参考麻醉机的操作手册进行。

(1) 开机前检查麻醉机的气源和电源,检查氧气压力、钠石灰罐是否正确安装,检查钠石灰颜色。

(2) 开机后首先进行麻醉机的自检,自检通过后连接麻醉回路,并检查各管路的连接是否正确、可靠,仔细检查麻醉机各部分有无漏气和堵塞、连接模拟肺检查风箱工作是否正常,确认麻醉机能否正常工作。

（3）将麻醉机与患者端连接，根据患者的情况，选择合适的通气模式，调整好各项参数，如预设潮气量、预设吸气压力、通气频率、吸呼比、吸入麻醉药物的浓度等。

（4）在麻醉机使用的过程中，注意观察麻醉监护仪中所得到的各项测量数据，必要时做相应的参数调整。

（5）麻醉结束后关闭呼吸机和麻醉挥发罐开关，结束病例，关闭总电源开关和气源开关并断开电源和气源。

二、监护仪的使用

麻醉医师在实施麻醉之前必须确保基本监测设备处于正常工作状态（包括报警功能），且在麻醉手术期间，所有患者的氧合、呼吸和循环功能均应得到连续的监测，实时监测麻醉期间患者生命体征的变化并维持稳定，保证手术安全。

（1）连接电源，打开监护仪的开关。

（2）连接各种监护导线或监护模块的机器端。

（3）检查所需监测指标在监护仪上是否能够正常显示。

（4）结合患者情况，将监护仪上各种所需的监测导线（心电导线、脉氧探头、血压袖带、体温探头等）按照正确的方式放置于患者端。

（5）设置监护仪各项监测指标的报警范围、心电导联、测量间隔、音量大小等各种参数。

（6）使用完毕后关机断开电源。

三、微量注射泵的使用

微量注射泵也是临床麻醉中必需的设备，常用于需要严格控制输液量和药量的情况，如静脉麻醉、应用升压药物、应用抗心律失常药物或者婴幼儿静脉输液等。

（1）连接电源，打开输液泵的开关。

（2）开机后输液泵自检。

（3）将准备好的注射器放入注射泵的注射器座中，移动注射泵的推头至注射器推杆尾部，将注射器推杆卡入推头槽。

（4）选择所需的注射模式。

（5）设置注射速度、注射时间、压力报警等参数。

（6）将泵管连接至患者端，开始输注。

（7）使用完毕后将注射泵复位，关机断开电源。

四、超声仪器的使用

近年来，各种超声仪器在临床麻醉中的应用越来越广泛，作为一种可视化工具，其能够提供实时、无创、精确的影像指导，极大地提高了麻醉操作的安全性和有效性。常用于外周神经阻滞、动静脉穿刺、心功能监测、胸腹部检查、困难气道管理等。

（1）打开超声仪器的电源开关，等待系统启动和自检。

（2）根据需要选择合适的超声探头，常用的探头有线阵探头，其频率范围一般在 6～15 MHz，图像分辨率高，穿透力较差，适用于浅表结构的成像；凸阵探头，其频率范围一般在 2～8 MHz，穿透力高，图像分辨率较低，适用于腹部等较深部位的成像（图 1.3.1）。

（3）根据操作项目，安排患者采取合适的体位，使检查部位暴露充分。

（4）检查部位涂抹适量的耦合剂，以确保探头与皮肤之间的良好接触。

（5）根据检查内容选择合适的超声模式（如 B 超、M 超、多普勒等）。

（6）将探头放置在检查部位，调整探头角度、方向和压力。在超声实时引导穿刺时，可根据需要选择平面内或平面外法（图 1.3.2）。

（7）对于重要的图像进行保存和标注。

（8）检查结束后，清洁探头表面，关闭仪器（关闭超声仪器的电源，断开电源线）。

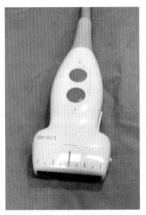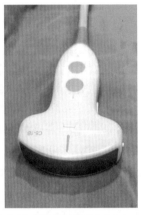

图 1.3.1 高频线阵探头（左）和低频凸阵探头（右）

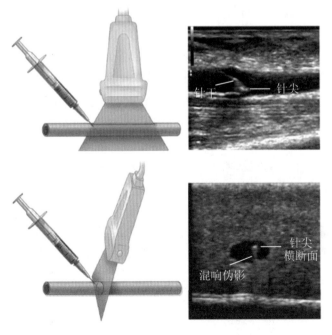

图 1.3.2 超声引导长轴平面内（上）和短轴平面外穿刺（下）

五、麻醉基本监测

(1) 通气:所有麻醉患者必须观察胸廓运动和呼吸频率,全麻患者还需观察呼吸囊运动、听诊呼吸音,评估气道是否通畅,通气是否正常。机械通气时,必须连续监测气道压、潮气量、呼吸频率,并使报警(包括气道高压、低压报警)功能正常。正压通气时,气道压不宜低于 10 cmH_2O(防止通气不足或通气管路漏气),不能高于 35 cmH_2O(防止压力性肺损伤)。

(2) 脉搏血氧饱和度(saturation of peripheral oxygen,SpO_2):脉搏血氧饱和度仪是利用血红蛋白对光吸收的物理原理,根据不同组织吸收光线波长的差异,应用分光光度测定法从而监测动脉内血红蛋白和氧气的结合程度,并能同时显示脉率和节律。其优点为不需要定标,可以连续即时反应动脉血氧饱和度和动脉氧分压的氧合功能。麻醉期间,麻醉科医师必须认真观察患者皮肤、指甲或黏膜颜色以及手术野血液颜色,以此来判断患者氧合状态,必须持续监测 SpO_2。SpO_2 的监测通过脉搏氧饱和度仪来实现,使用时应开启脉搏音和低限报警功能。

血氧含量与血红蛋白和血氧饱和度密切相关,SpO_2 通常能及时、可靠地反映机体的氧合状态。SpO_2 和动脉血氧分压在 60~100 mmHg 的范围内相关性很好,当动脉血氧分压降至 60 mmHg 时,正常 SpO_2 为 90%,当动脉血氧分压小于 60 mmHg 时,由于组织供氧的减少,必须行氧治疗。成人 SpO_2 正常值为≥95%,SpO_2 90%~94% 为失饱和状态,<90% 为低氧血症,因此在麻醉期间应保持 SpO_2≥95%。吸入氧浓度过低、呼吸道梗阻、通气不足、肺内分流量增加、循环功能障碍等均可导致低氧血症。如果没有合适的部位放置指夹式脉搏血氧饱和度探头,建议选用膜贴式脉搏血氧饱和度传感器;如果也没有膜贴式脉搏血氧饱和度传感器,必须加强临床观察,并间断进行动脉血气体分析。

(3) 无创血压:无创血压监测包括人工监测(指针显示法、听诊法、触诊法)和监护仪监测(振荡测压法、指音积脉搏法、超声多普勒法、动脉张力测压法)。适用于大多数病人的血压监测、危重病人在建立有创血压前的血压监测,以及有创血压不准时给予参考。

注意事项:袖套宽度、放气速度、病人情况、低血压情况。如袖带过大时则测量值偏低,过小时则测量值偏高;袖带松则测量值偏高,袖带紧则测量值偏低;放气速度快则使测量值偏低。

(4) 心电图:心电图监测的意义在于及时发现麻醉期间可能出现的心律失常和心肌缺血,以便麻醉医师能及时采取有效的措施,防止更严重的事件发生。心电图是一种连续、无创监测心电活动的有效手段,已成为麻醉过程非常基本的监测方法之一。心电图主要诊断心律失常、传导阻滞、心肌缺血和心肌梗死、心脏肥大及监测起搏器的功能,并能提示电解质紊乱。通常心电图监测用标准肢体 Ⅱ 导联及 aVF 导联,显示较大的 P 波,容易发现心律失常,并且对 QRS 波群和 ST 段的变化较敏感,胸导联 V5 主要监测 ST 段,有利于发现患者是否出现心肌缺血。

心电图监测注意事项:应详细阅读心电图监测仪说明书,熟悉操作方法。先开启电源,预热机器;贴好电极,连接导线;设置心率报警上下限,麻醉期间以 Ⅱ 导联最常使用。

（5）呼气末二氧化碳（end-tidal carbon dioxide partial pressure，$P_{ET}CO_2$）：常用的二氧化碳监测仪是根据红外线吸收光谱物理原理设计的，$P_{ET}CO_2$通过数据和图形在监护仪上的显示，以此可以判断肺通气和肺血流的变化情况，具有直视、无创、简便、快速等特点。由于CO_2有很强的弥散作用，极易从毛细血管进入肺泡内，使得肺泡内CO_2和动脉血CO_2很快达到平衡，呼出气即为肺泡气，在无明显肺部疾病的情况下，可认为$P_{ET}CO_2$基本上等于$PaCO_2$，$P_{ET}CO_2$的正常值为35～40 mmHg。术中$P_{ET}CO_2$升高或者降低各有其临床意义。

$P_{ET}CO_2$升高的原因有：术中CO_2的产生过多，如体温升高、代谢增强等；呼吸中枢受到抑制，肺泡通气量减少；由于神经疾病、呼吸肌麻痹、高位脊麻或是急性呼吸困难引起的通气不足；$P_{ET}CO_2$突然升高的原因，是由于松止血带、静脉注射碳酸氢钠、腹腔镜手术或者是腹腔镜检查时腹腔内CO_2充气等。

$P_{ET}CO_2$降低的原因有：机械通气过程中过度通气；无效腔通气增加，如肺栓塞；CO_2的产生减少，如低温、麻醉等。术中$P_{ET}CO_2$突然减少的原因有呼吸回路的脱落、漏气，气管、导管插入食道内或是气管、导管堵塞等。

思考题

患者，女，24岁，身高165 cm，体重50 kg，因"腹痛1小时，恶心呕吐2小时"入院，入院后诊断为异位妊娠，拟急诊行腹腔镜探查手术。假如你是一名值班的麻醉医师，请你提前进入手术间进行麻醉机、监护仪及微量注射泵的准备。

参考文献

Díaz-Gómez J L，Mayo P H，Koenig S J. Point-of-Care Ultrasonography[J]. N. Engl. J. Med.，2021，385(17)：1593-1602.

（程　浩　龚尚毅）

实验四　麻醉文档书写

实验目的

（1）掌握：纸质麻醉文档的书写、电子麻醉文档的使用。

（2）熟悉：麻醉术前访视记录、麻醉记录单、麻醉知情同意书、手术风险评估表及安全核查表和术后访视记录相关内容的书写。

（3）了解：DoCare 麻醉信息系统操作流程。

实验内容

（1）麻醉术前访视记录、麻醉记录单的书写。

（2）麻醉知情同意书、手术风险评估表及手术安全核查表的书写。

（3）术后访视记录的书写。

（4）DoCare 麻醉信息系统操作流程。

实验方法

多媒体教学、纸质文档书写、上机模拟训练。

实验步骤

一、麻醉术前访视记录单的书写及要求

（1）一般情况：姓名、性别、年龄、科别、病历号等。

（2）简要病史、体检、与麻醉相关的并发疾病及辅助检查结果。

（3）拟行手术方式、拟行麻醉方式、麻醉适应证及麻醉中需要注意的问题、术前麻醉医嘱等。

（4）病情评估 ASA 分级和麻醉风险评估。

（5）麻醉医师签字并填写日期。

二、麻醉术后访视记录的书写及要求

（1）由麻醉医师对术后患者麻醉恢复情况进行访视的记录。

（2）麻醉访视单可另立单页。

（3）麻醉后 48 小时内至少随访一次，麻醉后随访应达到 72 小时。

（4）患者一般情况：姓名、性别、年龄、科别、病历号。

（5）麻醉恢复情况，清醒时间，是否拔除气管、导管等。

（6）术后访视记录。

（7）麻醉并发症及处理；其他特殊情况及处理。

（8）麻醉医师签字并填写日期。

三、麻醉记录单的书写及要求

麻醉记录单是麻醉医师在麻醉实施过程中，即时记录麻醉经过及相关处理措施的文书，是病历的主要组成部分、是重要的法律文书，也是科研统计的重要资料。麻醉记录包括麻醉前记录、麻醉过程中记录、手术完毕前记录及患者转归。

（1）一般情况：患者科别、床号、住院号、姓名、性别、年龄、体重等。

（2）麻醉前用药、术前诊断、术前特殊治疗及结果、拟实施手术方式及日期。术前用药应详细记录药物名称、剂量、用法及时间。

（3）记录患者病情评估 ASA 分级、心功能评级。

（4）记录患者到达手术室时的血压、脉搏、呼吸、心电图、血氧饱和度和体温。

（5）麻醉起止时间、手术起止时间；麻醉方式、麻醉诱导、各项操作开始及结束时间。记录重要麻醉过程，如麻醉诱导是否平稳、气管插管是否顺利、椎管内阻滞的穿刺部位、麻醉平面等。

（6）记录所有的术中监测项目，包括即时血压、脉搏、呼吸、血氧饱和度、心电图、呼气末二氧化碳、尿量、失血量、实验室检查等；必要时监测中心静脉压、肌松监测、麻醉深度监测等。

（7）麻醉期间用药、方式和剂量，麻醉过程中的重要治疗内容及效果。

（8）常规使用的方法和特殊技术，如机械通气、控制性降压、单肺通气、频喷射通气或体外循环心肺转流等。

（9）术中静脉输液、输血及血液制品的情况，应记录输血指征。

（10）记录重要手术步骤时间和过程，如手术体位及术中体位改变情况，手术切皮、对患者各重要器官或系统产生重大影响的操作等。

（11）麻醉期间特殊或突发情况及处理。抢救患者时书写抢救记录（详见抢救记录书写要求及格式）。

（12）术中改变麻醉方式时需重新进行告知，签署新的知情同意书并记录理由。

（13）手术名称、术后诊断、手术者、护士姓名、麻醉医师签名等。

15

（14）输液总量、输血总量、麻醉用药总量等。

（15）术毕时患者意识、反射及血压、脉搏、呼吸、瞳孔等情况；是否送入麻醉后恢复室；术后镇痛使用的方法和配方等。

四、麻醉知情同意书、手术风险评估表及手术安全核查表书写

（1）麻醉知情同意书书写规范：临床诊断需与手术知情同意书一致，需附加与麻醉相关的合并症情况，选择麻醉方式，并勾选相关并发症及风险。知情同意书未阐述的另加行填写说明，嘱患者及授权委托人签字。最后由麻醉医师签字并填写日期。

（2）手术风险评估标准依据手术切口清洁程度、麻醉分级和手术持续时间三个变量进行评估。

手术风险评估表的眉栏部分由床位主管医师填写。第一部分"手术切口清洁程度"由手术医师在手术实施前对手术清洁程度进行评估并签名；第二部分"麻醉分级和手术类别"由麻醉医师对患者的疾病情况和手术类别分别进行评估并签名；第三部分"手术持续时间"由巡回护士在手术结束时对手术持续时间进行评估并签名。

（3）手术安全核查表的书写。手术安全核查表是指由手术医师、麻醉医师和手术室巡回护士三方，分别在麻醉实施前、手术开始前和患者离开手术室前，共同对患者身份、手术部位、手术方式、麻醉及手术风险、手术使用物品清点等内容进行核对的记录。输血的患者还应对血型、用血量进行核对。手术安全核查由手术医师、麻醉医师和手术室巡回护士三方共同执行并逐项填写手术安全核查表。

五、DoCare 麻醉信息系统操作流程

根据患者治疗流程设计系统程序顺序：（术前）麻醉排班→术前访视→麻醉方案制定→（术中）麻醉记录单。麻醉计费单→（术后）术后随访，实现手术过程的自动数据采集，形成电子化麻醉记录单。

▶ 思考题

患者，女，24岁，身高165 cm，体重50 kg，因"腹痛1小时，恶心呕吐2小时"入院，入院后诊断为异位妊娠，急诊行腹腔镜探查手术，术中生命体征平稳，术毕拔管后安返病房，请你完善该患者的麻醉文书。

（操良斌　周　炜）

16

实验五　经口气管插管术

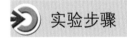 **实验目的**

(1) 掌握：经口气管插管术的操作方法及技巧、气管内插管成功的判断方法。

(2) 熟悉：气管插管的适应证和禁忌证及预防措施。

(3) 了解：常用人工气道管理用具。

实验内容

(1) 气管插管前的准备。

(2) 气管插管的示范及模拟。

(3) 插管成功的判断方法。

(4) 人工气道管理器械的种类。

实验方法

多媒体教学视频、教师示范、模拟教学。

实验步骤

一、插管前的准备

1. 气道评估

插管前气道评估的主要目的在于判断有无困难气道。临床上常常通过术前访视时询问病史并评估气道、体格检查和辅助检查判断患者有无困难气道。

2. 经口气管插管所需器具的准备

(1) 喉镜、气管导管、导管芯、牙垫、吸引器、吸痰管、简易呼吸器、口咽通气道、鼻咽通气道注射器、插管弯钳、局麻药、喷雾器及吸氧设备等。

(2) 选择合适的气管内导管并准备相邻型号的导管各一根，并对套囊做充气和放气实验，并在气管导管前端涂上润滑油备用。

17

3．患者的准备

在插管前必须仔细地对患者进行三方核查，询问患者禁饮、禁食情况，要求患者做张口和头后仰的动作，再次核查患者的张口度、颈椎活动度和有无义齿及活动牙齿的情况。

二、气管插管操作步骤

1．摆放体位

病人取仰卧位，用抬颏推额法，以寰枕关节为转折点使头部尽量后仰，以便使镜片和气管在一条直线上。病人仰卧、去枕、头后仰、解领扣。

2．暴露声门

打开喉镜，操作者用右手拇、食指拨开病人上下齿及口唇，左手紧握喉镜柄，把镜片送入病人口腔右侧，然后向左推开舌体，以避免舌体阻挡视线，切勿把口唇压在镜片与牙齿之间，以免造成损伤。然后，缓慢地把镜片沿中线向前推进，暴露病人的口、悬雍垂、咽和会厌，镜片可在会厌和舌根之间，挑起会厌、暴露声门。

3．插入气管导管

操作者用右手从病人右口角将气管导管沿着镜片插入口腔，并对准声门送入气管内，请助手帮助将导丝拔除，继续将导管向前送入一定深度，气管导管尖端距门齿距离通常在21～23 cm。注意气管导管不可送入过深，以防止进入单侧主支气管造成单侧通气。操作过程中如声门暴露不满意，可请助手从颈部向后轻压喉结，或向某一侧轻推，以取得最佳视野。

4．确认导管位置

向气管导管套囊中注入适量空气后（3～5 mL），立即请助手用简易呼吸器通气，在通气时观察双侧胸廓有无对称起伏，并用听诊器听诊双肺尖，以双肺呼吸音对称与否判断气管导管的位置是否正确无误。放置牙垫后将喉镜取出，用胶布以"八字法"将牙垫和气管导管固定于面颊。

5．机械通气

确认好导管位置和深度后，将设置好呼吸参数的麻醉机转换到机控呼吸，开始进行机械通气。

三、常用人工气道管理用具

1．面罩与鼻罩

面罩与鼻罩是人工气道管理中最基础的器械之一，它们主要用于无创或微创的呼吸支持。面罩一般覆盖患者的口和鼻，通过密封的方式，为患者提供正压通气。鼻罩则只覆盖患者的鼻部，适用于仅需鼻部通气的患者。这些器械材质轻便、易操作，是紧急情况下快速建立人工气道的重要工具。

2．通气道设备

通气道设备包括各类呼吸管路和连接器，用于连接呼吸机与患者的人工气道，确保气体的有效输送。通气道设备需要具备良好的密封性和柔顺性,以减少气流阻力,降低患者的不适感。

3. 气管导管工具

气管导管工具是用于建立人工气道的专用器械,包括气管切开包、气管插管等。气管切开包包含了一套完整的手术器械,用于在紧急情况下切开气管,建立气道。气管插管则通过口腔或鼻腔插入气管内,为患者提供有效的呼吸支持。

4. 辅助器械与设备

辅助器械与设备包括各类呼吸辅助装置,如氧气面罩、湿化瓶等。这些器械能够增强呼吸支持的效果,提高患者的舒适度。例如,湿化瓶能够保持呼吸管路内的湿度,减少气道干燥和黏膜损伤。

5. 喉镜与纤维镜

喉镜和纤维镜是用于观察喉部和气道结构的诊断工具。喉镜一般用于直视下观察喉部,协助气管插管等操作。纤维镜则具有更小的体积和更好的灵活性,能够深入气道内部进行详细的观察和治疗。

6. 固定器具

固定器具主要用于固定气管插管,防止其移位或脱落。这些器具包括牙垫、胶带、固定器等,它们能够有效地固定气管插管,保证气道的通畅和稳定。

7. 吸引与清洁设备

吸引与清洁设备在人工气道管理中起着至关重要的作用。它们主要用于清除气道内的分泌物和异物,保持气道的清洁和通畅。常见的吸引设备包括吸痰器和吸引管,而清洁设备则包括各类消毒液和清洁布等。

8. 监测与记录仪器

监测与记录仪器用于实时观察患者的呼吸状况,记录呼吸参数,为医生提供决策依据。这些仪器包括呼吸监测仪、血氧饱和度监测仪等,它们能够实时显示患者的呼吸频率、潮气量、血氧饱和度等关键指标,帮助医生及时调整治疗方案。

思考题

患者,女,24 岁,身高 165 cm,体重 50 kg,因"腹痛 1 小时,恶心呕吐 2 小时"入院,入院后诊断为异位妊娠,急诊行腹腔镜探查手术,拟在经口气管插管全身麻醉下完成手术。

请你进行气管插管前的准备,并回答如何判断气管导管是否在位通畅?

（张翠锋　夏　伟）

实验六　困难气道的处理方法

实验目的

（1）掌握：困难气道的处理方法。

（2）熟悉：困难气道的评估。

（3）了解：困难气道的定义及分类。

实验内容

（1）困难气道的定义及分类。

（2）困难气道的评估。

（3）困难气道的处理。

实验方法

多媒体课件、教师示范、模拟教学。

实验步骤

一、困难气道的定义

2022年美国麻醉医师协会对困难气道的定义进行了进一步的完善与更新。困难气道是指接受过临床麻醉培训的医师在临床中遇到的已预料的或未预料的气道管理困难或失败的情况，包括但不限于以下一种或多种情况：面罩通气困难、喉镜暴露困难、声门上通气困难、气管插管困难或失败、气管拔管困难或失败、有创气道建立困难或失败、通气不足。

二、困难气道的分类

（1）根据困难气道发生的类型分类：通气困难、插管困难。

（2）根据是否存在通气困难分类：急症气道、非急症气道。

（3）根据术前估计分类：确定的或预料的困难气道、未能预料的困难气道。

三、困难气道的评估

（1）病史：打鼾、睡眠呼吸暂停综合征、气道手术史、头颈部放疗史、先天性综合征，如 Down 和 Pierre Robin 综合征等。

（2）一般检查：外貌、体型、下颌、牙齿异常等。

（3）头颈活动度：检查寰枕关节及颈椎活动度，正常头颈伸屈范围在 $90°\sim165°$，如头后伸不足 $80°$ 即可使插管操作困难；肥胖病人颈短粗也可影响头后伸。

（4）甲颏距离正常值在 6.5 cm 以上，如果此距离小于 6 cm 时则提示喉镜暴露困难。

（5）口齿情况：正常成人张口度在 3.5～5.5 cm，如果小于 2.5 cm 常妨碍喉镜置入。麻醉前应检查有无活动义齿或松动牙齿。

（6）Mallampati 气道分级：Ⅰ级：可见咽峡弓、软腭和悬雍垂；Ⅱ级：可见咽峡弓、软腭，悬雍垂被舌根遮住；Ⅲ级：仅见软腭；Ⅳ级：仅见硬腭。分级越高则提示喉镜暴露和气管插管的难度越大。

（7）喉镜暴露分级以 Cormack-Lehane 分级最常用：Ⅰ级：完全显露声门；Ⅱ级：能看到勺状软骨和后半部分的声门；Ⅲ级：仅能看到会厌；Ⅳ级：看不到会厌。

四、困难气道处理的准备

（1）建议困难气道车应该配备以下工具：呼吸球囊、吸痰管及吸引设备、各种型号的面罩、口咽和鼻咽通气道、喉镜片和喉镜柄、气管导管、探条、管芯、紧急有创气道工具、声门上工具、润滑剂、鼻导管和吸氧面罩、可视喉镜、监护仪、麻醉诱导和维持的药物、抢救药物、插管钳、可用于插管的支气管软镜、牙垫、喷射通气设备、各种型号的气管交换导管、呼气末二氧化碳监测仪、困难气道处理步骤或流程图、去雾剂等。

（2）对于已预料的困难气道，确保有擅长气道管理的人员在场，能立即协助并提供帮助。正确摆放患者的体位，全程吸氧，吸氧可通过鼻导管、面罩或声门上工具给氧，并进行常规监测。

五、困难气道的处理原则

1. 已预料的困难气道的处理

（1）应针对以下情况预先制定气道管理策略：清醒插管；插管困难但可以通气；不能插管不能通气；建立紧急有创气道抢救困难。

（2）如果患者可能存在插管困难且有以下一种或多种情况，应该实施清醒插管：面罩或声门上工具通气困难；误吸高风险；患者无法耐受短暂的呼吸暂停和缺氧；预计建立紧急有创气道抢救困难。

（3）不合作的患者或患儿在困难气道管理上有一定的限制，特别是清醒插管时。对于不合作的患者或患儿的困难气道管理，可能需要其他方法（如全身麻醉诱导后插管），但对于合作的患者,不推荐全麻诱导后插管。当综合评估全麻诱导后插管的获益大于风险时,才能考虑在全麻诱导后插管。

(4) 对于清醒或全麻诱导后插管,可尝试喉外按压等操作,以提高插管成功率。

(5) 在尝试对已预料的困难气道患者进行插管前,评估无创和有创方法各自的优势。

如果选择无创方法,预先确定无创气道工具的使用顺序。如果使用单个工具插管困难,可以联合使用多种工具。在插管过程中,注意插管持续的时间和患者氧饱和度的变化;每次尝试插管失败后,给患者面罩通气并评估面罩通气的效果;限制气管插管或声门上工具放置的次数,以避免潜在的损伤和并发症。

如果选择有创方法,确定首选的措施。有创方法包括但不限于以下内容:环甲膜切开术(如刀片-探条-导管技术)、带有压力调节的环甲膜穿刺装置、经环甲膜或气管切开口放置大口径导管、逆行导丝引导插管、经皮气管切开术等。确保有创气道操作尽可能由接受过有创气道技术培训的医师进行;如果所选的有创方法不可行或失败,选择另一种有创方法;在适当的时候可启用体外膜肺氧合(extracorporeal membrane oxygenation,ECMO)。

2. 未预料和紧急困难气道的处理

(1) 寻求帮助。

(2) 尽可能给患者维持氧合,如:在尝试插管期间,低流量或高流量经鼻给氧。

(3) 在处理未预料的困难气道时,评估使患者苏醒和(或)恢复自主呼吸的益处,评估无创和有创方法各自的优势。无创方法和已预料困难气道的处理类似,如遇到不能插管也不能通气的情况,可采取环甲膜穿刺、环甲膜切开和气管切开等有创方法,在适当的时候可启用 ECMO。

六、困难气道病例模拟演练

患者,女,24 岁,身高 165 cm,体重 50 kg,因"腹痛 1 小时,恶心呕吐 2 小时"为主诉入院,入院后诊断为异位妊娠,急诊行腹腔镜探查手术,拟在全身麻醉下完成手术;患者 10 年前因车祸伤,有严重的颌面部畸形,张口度 2 横指。如果你是该患者的麻醉医师,请进行气管插管前的准备和评估。

学生分组,每组由患者、一名患者家属、一名麻醉医生组成。

> **思考题**

患者,女,24 岁,身高 165 cm,体重 50 kg,因"腹痛 1 小时,恶心呕吐 2 小时"为主诉入院,入院后诊断为异位妊娠,急诊行腹腔镜探查手术,拟在气管插管全身麻醉下完成手术,喉镜暴露 Cormack-Lehane 分级为Ⅳ级。

请问可使用哪些方法来进行插管? 如若插管失败,下一步该如何处理?

(杨　帆　王茗芳)

实验七　椎管内麻醉穿刺术

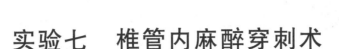

实验目的

(1) 掌握:硬膜外阻滞、蛛网膜下腔阻滞的操作方法。
(2) 熟悉:硬膜外阻滞、蛛网膜下腔阻滞的适应证和禁忌证。
(3) 了解:硬膜外阻滞、蛛网膜下腔阻滞的常见并发症。

实验内容

(1) 硬膜外阻滞穿刺术。
(2) 蛛网膜下腔阻滞穿刺术。

实验方法

多媒体教学、教师示范、模拟教学。

实验步骤

一、实验用物

椎管穿刺模型、腰硬联合穿刺包、消毒液、2%利多卡因注射液、0.75%布比卡因注射液或其他局麻药、生理盐水,必要的急救药品及器械。

二、硬膜外阻滞

1. 患者体位
常取侧卧位,要求两肩和两髂嵴的连线相互平行,脊柱与手术台边缘保持平行。令患者俯首抱膝,使脊柱最大限度弯曲显露间隙(图1.7.1)。

2. 穿刺点选择
穿刺点应根据手术部位选定,一般取支配手术范围中央的脊神经相应棘突间隙。

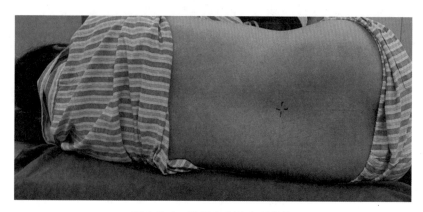

图 1.7.1 椎管内麻醉患者体位

3．皮肤消毒

带无菌手套后以消毒液自内向外涂擦皮肤 3 次。消毒范围：以穿刺点为中心，消毒范围大于 15 cm。消毒后铺无菌洞巾，严格执行无菌操作。

4．正中穿刺术（直入法）

（1）在选定穿刺间隙行局部浸润麻醉后，以 15 G 锐针穿透皮肤及棘上韧带。

（2）将硬膜外针沿导针孔刺入皮肤、棘上及棘间韧带，然后缓慢推进。当针尖遇到坚韧感时，说明触及黄韧带。

（3）退出针芯，接毛细管后再徐徐推进。遇到阻力突然消失后有落空感或出现负压现象时，表示针尖已进入硬膜外间隙。

（4）接有 1～2 mL 生理盐水的玻璃注射器，回吸无脑脊液流出，注入时无阻力，进一步证明穿刺成功。

5．侧方穿刺术（侧入法）

（1）从选定间隙旁开 1.5 cm 为进针点，局麻后以导针穿透皮肤。

（2）穿刺针沿导针孔，穿刺针与皮肤成 75°角对准棘突间孔刺入，经黄韧带后到达硬膜外间隙。

6．置管

（1）置管前应检查导管是否通畅，有无裂痕或残缺。

（2）经穿刺针将导管插入硬膜外腔，导管出针口时应小心慢进。

（3）导管穿过针口 3～5 cm 时，一手顶住导管，一手将穿刺针退出，硬膜外导管长度以 3～4 cm 为宜。

三、蛛网膜下腔阻滞

1．穿刺前准备

同硬膜外穿刺准备，穿刺点常选用腰 3～4 或腰 2～3 棘突间隙。确认穿刺点的方法是：取两侧髂嵴的最高点连线与脊柱相交处，即为第 4 腰椎或腰 3～4 棘突间隙。

2．正中穿刺术（直入法）

（1）将腰麻针经穿刺点与皮肤垂直方向刺入，左手背紧贴于病人背部并固定进针方向，以右手食指沿穿刺针轴心方向将针缓慢推进。

（2）穿入皮肤、皮下组织、棘上及棘间韧带的阻力较柔软但具有韧性。再继续进针则有阻力增加感，表示穿刺针已进入黄韧带。

（3）继续缓慢进针突破硬脊膜后有脑脊液流出，证明穿刺针已到达蛛网膜下腔。

3．侧方穿刺术（侧入法）

老年患者因棘上及棘间韧带钙化，直入法穿刺很困难可改为侧入法。从选定间隙旁开1.5 cm 为进针点，穿刺针与皮肤成 75°角对准棘突间孔刺入，经黄韧带及硬脊膜后到达蛛网膜下腔。

4．穿刺成功后

固定好针的位置，注药前后应回吸脑脊液以判断穿刺针有无移位。

四、操作完成后处理

（1）操作完毕后拔出穿刺针，消毒穿刺点应覆盖无菌纱布保护，协助患者恢复仰卧位，注意人文关怀。

（2）严密观察患者生命体征的变化和神志，注意有无并发症，5～10 分钟后评估麻醉效果。

（3）妥善处理操作物品，注意分类处理操作，所用物品归位。

五、模拟训练

利用穿刺模型进行椎管内麻醉的体位和穿刺定位训练；打开无菌穿刺包，戴无菌手套，用穿刺模型消毒铺巾，分别进行硬膜外和蛛网膜下隙穿刺模拟训练；教师针对训练过程中的易错点进行纠错和总结。

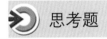 思考题

患者，女，24 岁，身高 165 cm，体重 50 kg，因"右下腹痛 1 小时，恶心呕吐 2 小时"为主诉入院，入院后诊断为急性化脓性阑尾炎，拟急诊在腰硬联合麻醉下行阑尾切除术。

请进行腰硬联合麻醉前准备，并实施麻醉。

（钱骏平 葛 伟）

实验八　超声引导下颈丛、臂丛神经阻滞

实验目的

（1）掌握：超声引导下颈丛、臂丛阻滞麻醉的方法。
（2）熟悉：颈丛、臂丛神经的解剖结构。
（3）了解：颈丛、臂丛阻滞麻醉相关并发症。

实验内容

（1）颈丛、臂丛神经相关解剖的理论知识。
（2）颈丛、臂丛神经超声定位。
（3）颈丛、臂丛神经阻滞操作。

实验方法

多媒体教学、远程传输教学、超声定位、模拟操作。

实验步骤

一、复习相关知识

用多媒体幻灯简单复习颈丛、臂丛神经解剖学相关知识。

二、观看相关操作视频

远程传输教学观看手术室内颈丛、臂丛麻醉的示范操作，并在教室里对操作过程进行知识拓展和答疑。

三、神经阻滞麻醉前药品及设备准备

0.75%布比卡因或罗哌卡因、2%利多卡因、生理盐水、75%医用酒精或碘伏、床旁超声

仪、无菌超声探头保护套、一次性无菌注射器、无菌包、一次性无菌手套、辅助呼吸设备(包括氧源、气管插管工具、气管导管以及简易呼吸囊)、急救药品等。

四、超声引导下颈丛、臂丛神经阻滞

(1) 颈浅丛、颈深丛阻滞:患者平卧,双臂贴于体侧,头偏向对侧,消毒铺巾后,将超声探头横向置于胸锁乳突肌后外侧缘中点水平(约在环状软骨水平)寻找颈浅丛神经。颈浅丛为蜂窝状低回声结节集合,位于包绕胸锁乳突肌的封套筋膜和中斜角肌浅面的椎前筋膜之间。采用超声探头平面内法进针,针尖刺入皮肤进行局部麻醉,然后依次穿过颈阔肌、封套筋膜,到达神经丛附近,回抽无血或脑脊液后,注入局麻药6~10 mL,退针改变进针方向,然后进针直至横突(有针尖触碰骨质感),稍退针,注药6~8 mL即可(图1.8.1)。该神经阻滞方法适用于颈部、肩关节、锁骨、甲状腺及颈动脉内膜剥脱术的麻醉。

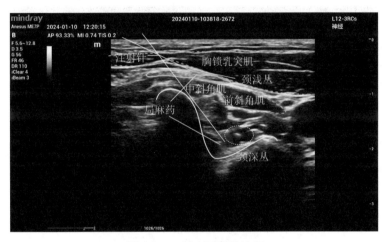

图1.8.1　超声下颈丛神经

(2) 肌间沟入路臂丛神经阻滞:嘱患者去枕平卧,头偏向对侧,阻滞侧肩下垫薄枕,患者上肢紧贴身旁;或嘱患者稍侧卧,阻滞侧在上。在胸锁乳突肌后缘、锁骨上方触及肩胛舌骨肌与前、中斜角肌共同形成的一个三角形间隙,消毒铺巾后,将线阵超声探头横向置于该三角区,寻找前、中斜角肌肌间沟,待臂丛神经显影后(图1.8.2),采用平面内法进针,将局麻药注入肌间沟内神经干的周围,共10~15 mL。该入路适用于肩部和上臂手术等。

(3) 锁骨上入路臂丛神经阻滞:患者仰卧,头转向对侧,常规消毒铺巾后,在锁骨中点上方约1 cm处(锁骨上窝)平行锁骨放置超声探头,寻找锁骨下动脉,在动脉旁可见臂丛神经显影(图1.8.3),采用平面内法进针并注入局麻药15~30 mL。该入路适用于上肢包括上臂下段、前臂以及手部手术。

(4) 腋路法臂丛神经阻滞:患者去枕平卧,患肢外展约90°,呈屈肘敬礼姿势,完全显露腋窝,在腋窝处摸到腋动脉搏动最强点,消毒铺巾后将超声探头垂直于腋动脉置于该点寻找腋动脉周围的正中神经、尺神经、桡神经以及稍远处喙肱肌内和喙肱肌间与肱二头肌之间的肌皮神经(图1.8.4)。以平面内法进针,将局麻药注射在桡神经周围约8 mL,其余各神经周围约4 mL。该入路适用于手部、腕部和前臂和肘关节手术。

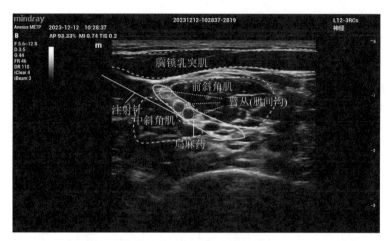

图1.8.2 超声下肌间沟入路臂丛神经阻滞

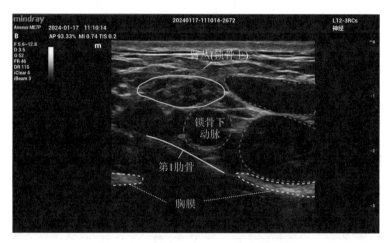

图1.8.3 超声下锁骨上入路臂丛神经

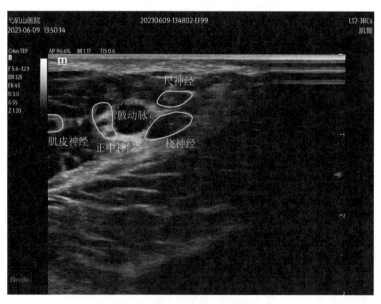

图1.8.4 超声下腋路入路臂丛神经

五、操作完成后的处理

（1）操作完毕后，消毒穿刺点并覆盖无菌纱布，协助患者恢复仰卧位，并给予吸氧。

（2）严密监测患者生命体征和神志变化，注意有无相关并发症，如局麻药中毒、血肿等发生。5～10分钟后评估麻醉效果。

（3）注意分类妥善处理操作物品，针头等锐器和普通的废料丢弃至相应位置，所用物品归位。

六、模拟操作

将同学分为三人一组，组员轮流作为操作者和志愿者，模拟并体会操作者和患者双重角色，以便在临床中更好地与患者沟通。考查目标是学生用超声可以顺利定位志愿者的颈丛和臂丛（肌间沟臂丛、锁骨上臂丛和腋路臂丛）以及识别周围重要的肌肉、血管等解剖结构。

七、练习超声平面内和平面外法穿刺

将同学分为多人一组，在穿刺模型上用线阵探头练习超声平面内和平面外法穿刺，并体会各自的优缺点。

思考题

29

（1）患者，女，45岁，因颈部超声发现"左侧甲状腺占位"入院，拟行甲状腺肿块切除术，心电图显示窦性心动过缓，心率49次/分，实验室检查正常和胸部X线提示右肺有肺大泡，双肺肺气肿。现就该病例提出术前准备、麻醉选择和术中管理的要点。

（2）患者，男，40岁，因"左手桡骨远端开放性骨折"入院，拟行左桡骨切开复位内固定术，各项术前检查无明显异常，患者主诉过敏体质，对牛奶及海鲜等食物过敏，对青霉素类及磺胺类药物过敏。现就该病例提出术前准备、麻醉选择和术中管理的要点。

（3）患者，女，20岁，因"右手腕部和小指切割伤"急诊入院，拟急诊行手部外伤清创缝合术，患者主诉术前2小时进食大量食物与饮酒。现就该病例提出术前准备、麻醉选择和术中管理的要点。

（喻 君 王玉龙）

实验九　超声引导下肢神经阻滞

实验目的

(1) 掌握：超声引导下肢神经阻滞中的方法。
(2) 熟悉：下肢神经的解剖结构。
(3) 了解：下肢神经阻滞麻醉相关并发症。

实验内容

(1) 腰丛、骶丛、股神经、坐骨神经等相关理论知识内容。
(2) 观看超声引导下的腰丛、骶丛、股神经、坐骨神经阻滞图像。
(3) 模拟寻找腰丛、骶丛、股神经、坐骨神经。

实验方法

多媒体教学、超声定位、模拟操作。

实验步骤

一、麻醉前的准备

核对患者姓名、手术方式并在手术侧肢体上做好标记；面罩吸氧 2 L/min；建立常规监测，包括血压、心电图、氧饱和度和静脉通路；适度的镇静可提高患者的舒适度，常用的为咪达唑仑 1～2 mg 和舒芬太尼 5～10 μg；准备好抢救药品及设备。

二、超声引导下腰丛阻滞的方法（三叶草法）

1. 体位
侧卧位，患侧朝上或俯卧位，患侧靠近操作者。
2. 扫描顺序
低频凸阵探头横向置于髂棘近端，腋中线，可见 L3 横突，靠近前面的位置可见椎体，椎体前缘即为腰大肌,浅面可见腰方肌,靠近后方的位置为竖脊肌,腰丛即位于横突前方,腰大肌后缘的位置,如图1.9.1所示。

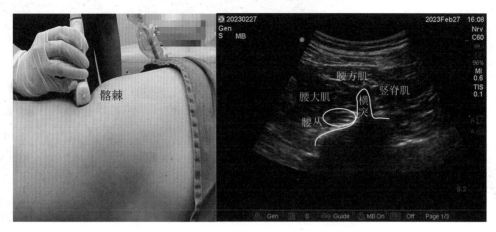

图 1.9.1　超声引导下腰丛神经成像(三叶草)

3. 多媒体教学和模拟超声引导下寻找腰丛神经

(1) 观看视频操作。

(2) 学生分组,寻找合适的志愿者,现场模拟超声引导下寻找腰丛神经。

三、超声引导下骶丛神经阻滞的方法

1. 体位

体位要求同上述腰丛。

2. 探头

低频凸阵探头。

3. 扫描要求

深度5~8 cm,使用短轴平面内技术。连接髂后上棘和股骨大转子,探头和这条线垂直放置并沿这条线从头侧向骶侧移动。开始超声显示内浅外深的一条连续骨线(即骶髂关节),然后这条骨线断开,此部位即骶髂关节下方骶骨和髂骨之间的间隙。从探头外侧进针,针尖到达神经表面时注射局部麻醉药,如图1.9.2所示。

4. 多媒体教学和模拟超声引导下骶丛神经阻滞操作

(1) 观看视频操作。

(2) 学生分组,寻找合适的志愿者,现场模拟超声引导下骶丛神经阻滞。

四、超声引导下股神经阻滞的方法

1. 体位

仰卧位,同侧下肢轻度外展外旋,膝关节轻度屈曲。

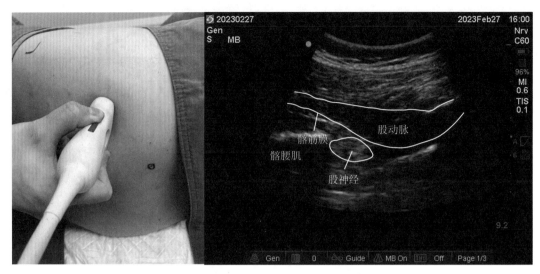

图 1.9.2　超声引导下骶丛神经成像

2. 探头

高频线阵探头。

3. 扫描要求

探头平行于腹股沟韧带,腹股沟褶近端1~2 cm,由内向外平移探头,找到股动脉的横切面图像,股神经即位于股动脉的外侧。股静脉位于动脉内侧可压迫。股神经为扁平高亮椭圆形结构,髂腰肌的表面,髂筋膜深面,如图1.9.3所示。

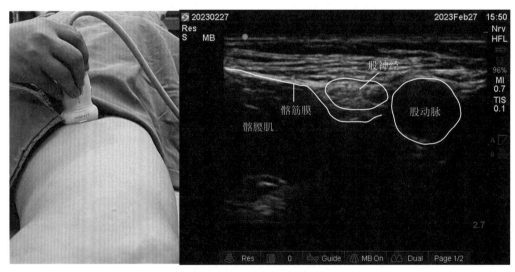

图 1.9.3　超声引导下股神经成像

4. 多媒体教学和模拟超声引导下寻找股神经

(1) 观看视频操作。

(2) 学生分组,寻找合适的志愿者,现场模拟超声引导下寻找股神经。

五、超声引导下坐骨神经阻滞的方法（转子间入路）

1. 体位

体位要求同上述骶丛。

2. 探头

低频凸阵探头。

3. 扫描要求

在超声引导大转子平面坐骨神经阻滞中，连接坐骨结节和股骨大转子最高点，将探头与坐骨神经走向垂直放置，显示坐骨神经呈扁平状高回声，浅层为臀大肌，内外侧分别为坐骨结节和股骨大转子，深部为股方肌，如图1.9.4所示。

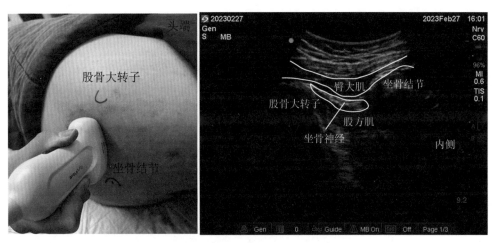

图1.9.4　超声引导下坐骨神经成像（转子间入路）

4. 多媒体教学和模拟超声引导下寻找坐骨神经

（1）观看视频操作。

（2）学生分组，寻找合适的志愿者，现场模拟超声引导下寻找坐骨神经。

六、操作完成后处理

（1）操作完毕后，消毒穿刺点覆盖无菌纱布保护，协助患者恢复仰卧位，注意人文关怀。

（2）严密观察患者生命体征的变化和神志，注意有无并发症，5～10分钟后评估麻醉效果。

（3）妥善处理操作物品，注意分类处理操作，利器和普通的废料丢弃至相应位置，所用物品归位。

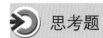 思考题

患者,女,69岁,因"右膝部包块半年余"入院,拟行右腘窝囊肿切除术,患者实验室检查、胸片及心电图检查基本正常。既往有腰椎间盘突出病史,一侧腿麻且患者及家属拒绝行全身麻醉。

该病例应选择何种麻醉方式?阐述原因及相关并发症。

(文怀昌　陈　伟)

实验十　全身麻醉实施流程的情景模拟

实验目的

(1) 掌握:全身麻醉的实施流程。
(2) 熟悉:全身麻醉所需设备和药物的准备。
(3) 了解:临床常用全麻药品和抢救药品的选择和使用。

实验内容

(1) 观看教学录像(实施全身麻醉的全过程)。
(2) 案例介绍,学生分组。
(3) 手术室情景模拟。
(4) 教师复盘、总结。

实验方法

Sim Man3G 情景模拟、角色扮演、课堂讨论。

实验步骤

一、案例简介

患者,男,48 岁,因"结石性胆囊炎"入院,拟行腹腔镜胆囊切除术。自诉既往无特殊病史,无手术麻醉史。术前检查均已完善,实验室检查无明显异常。查体大致正常。Mallampati 分级Ⅱ级。

二、明确学习目标

(1) 术前进行麻醉机检查和术前准备。
(2) 正确使用麻醉监护仪和微量泵。
(3) 参与三方核查。

（4）进行气道管理，包括预充氧、手控通气、气管插管和控制通气。

（5）给予适宜的麻醉诱导。

（6）维持合适的麻醉及镇痛。

（7）术后苏醒及并发症处理。

三、情景模拟场景

（1）术前场景：麻醉前准备及与患者的沟通。

（2）术中场景：全身麻醉实施及术中麻醉管理。

（3）术后场景：术后苏醒。

四、角色分配

（1）麻醉医生团队：2人，包括主治医师和住院医师。

（2）外科医生团队：2人，包括主刀医生和助手。

（3）护理团队：2人，包括巡回护士和洗手护士。

五、熟悉模拟环境、团队沟通

内容略。

六、模拟详情

术前、术中和术后的模拟详情见表1.10.1至表1.10.3。

表1.10.1　术前场景

事　件	模拟人状态	学生行为	教师行为
患者进入手术室	心率：80 次/分 血压：120/75 mmHg SpO_2：100%	生命体征监测 三方核查	观察学生监护仪连接是否正确，核查内容是否完整
		麻醉设备（重点包括麻醉机、监护仪等）的准备和检查 麻醉物品（重点包括面罩、气管导管、喉镜等）准备和检查 全麻药品和抢救药品的选择和准备	观察学生准备和检查流程，并予以记录（如麻醉设备、物品准备不齐全或检查不完善），可在后续操作中予以对应反馈
	心率：110 次/分 血压：150/80 mmHg SpO_2：100%	发现患者紧张，通过沟通，缓解紧张情绪	调整模拟人生命体征参数，观察学生反应，必要时予以提醒，如有对应处理，生命体征恢复正常

表 1.10.2　术中场景

事　件	模拟人状态	学生行为	教师行为
实施全身麻醉诱导	心率:80 次/分 血压:120/75 mmHg SpO$_2$:100%	面罩吸氧 依次给予全身麻醉药物	记录学生用药名称、剂量及给药顺序
	闭眼,胸廓无起伏	采用手控/机控呼吸	此时如果学生未能及时给予呼吸支持,可下调脉氧参数以提醒
气管插管	呛咳 心率:120 次/分 血压:160/80 mmHg SpO$_2$:100%	置入喉镜,暴露声门,置入气管导管,导管套囊充气 判断气管导管在位与否:听诊呼吸音、观察 P$_{ET}$CO$_2$ 等 固定导管 连接麻醉机机控通气 追加麻醉药物	观察学生气管插管方法是否正确 是否及时判断气管导管位置 是否及时切换机控通气,如未完成,监护参数可无 P$_{ET}$CO$_2$ 数值,或脉氧下降等
插管完成至手术开始前	心率:95 次/分 血压:70/50 mmHg SpO$_2$:100% P$_{ET}$CO$_2$:35 mmHg	减浅麻醉 扩容 给予血管活性药	观察学生在无手术刺激时,对低血压的处理
手术开始	心率:95 次/分 血压:138/75 mmHg SpO$_2$:100% P$_{ET}$CO$_2$:45 mmHg	手术刺激,加深麻醉及镇痛	观察学生对于手术操作的反应,有无及时调整麻醉深度
术中气腹后	心率:106 次/分 血压:148/75 mmHg SpO$_2$:100% P$_{ET}$CO$_2$:55 mmHg	调整呼吸参数	学生如未做出反应,可再次改变 P$_{ET}$CO$_2$、心率、血压

表 1.10.3　术后场景

事　件	模拟人状态	学生行为	教师行为
手术结束	心率:86 次/分 血压:128/75 mmHg SpO$_2$:100%	及时停止给药 准备拔管用物:吸引器、吸痰管、注射器、面罩等	重点观察学生对于停药时机的把握,以及拔管准备是否齐全
	睁眼、呛咳	判断拔管条件:患者意识、肌力、反射恢复等情况 拔管、吸痰	提问学生关于意识、肌力、反射恢复情况的具体表现
气管拔管后	嗜睡 心率:106 次/分 血压:148/75 mmHg SpO$_2$:88%	呼唤患者 面罩吸氧 必要时置入口咽通气道 如无改善,做好二次插管准备	根据学生的处理情况调整脉氧参数,考查学生应对拔管后低氧血症的处理

续表

事　件	模拟人状态	学生行为	教师行为
	痛苦貌、呻吟 心率:95 次/分 血压:140/80 mmHg SpO_2:98%	与患者交流 给予止疼药	观察学生的人文关爱 对于术后疼痛的认识和处理

七、复盘总结

（1）请参与情景模拟的学生阐述:复述模拟过程及个人反思。

（2）请观察的学生发言:提出模拟过程中的问题、疑点。

（3）教师发言:指出模拟中的优点,同时补充模拟中的错误与不足,展开分析讨论。

（4）总结:复习基本病史;解释监护仪数据及每项监测的正常值范围;预充氧原理及操作方法;每种药物的剂量、浓度、适应证和作用机制;适宜的通气/插管体位;喉镜类型及与气道解剖的关系;喉镜检查解剖结构、示意图和分级;Mallampati 分级;通气方式和呼吸机设置;术中和术后麻醉管理;术后止痛及并发症处理;非医学技能(人文关怀,团队协作,临床思维)。

思考题

患者,男,70 岁,术前诊断为肝脏肿瘤,拟在腹腔镜下行肝肿瘤切除术,请给出具体的麻醉方案,包括麻醉前准备、麻醉诱导、术中管理及术后镇痛。

（张恺辰　程慧娴）

实验十一　胸、腹部手术麻醉

胸科手术的麻醉

 实验目的

(1) 掌握：双腔气管导管的型号选择、插管方法、定位方法。
(2) 熟悉：肺隔离技术及其适应证、单肺通气的呼吸生理。
(3) 了解：支气管封堵器的插管及定位方法。

实验内容

(1) 双腔支气管导管、支气管封堵器、纤维支气管镜的结构认识。
(2) 双腔支气管导管、支气管封堵器的模拟使用。

实验方法

多媒体教学、教师示范、模拟操作。

实验步骤

一、实验器械的准备

双腔支气管导管、支气管封堵器、单腔气管导管、纤维支气管镜、导管固定器、普通喉镜、可视喉镜、气管插管模型、双腔管定位模型等。

二、实验讲解

讲解双腔支气管导管、支气管封堵器和纤维支气管镜的结构特点和使用方法。

三、双腔支气管导管型号的选择

与患者性别、身高、手术部位、麻醉医生的习惯有关。双腔支气管导管选择过细,会导致通气阻力增加,呼吸道分泌物引流不畅,为了避免气道漏气,需要增加套囊注气量,引起套囊压上升,可能引起气道损伤和黏膜坏死。反之,双腔支气管导管选择过粗,可能引起声带和气管损伤,困难插管,若操作不当,甚至造成支气管破裂。故应选择可完成肺隔离的最大型号双腔支气管导管。

双腔支气管导管选择原则:

(1) 插管顺利,导管尖端可以到达目标支气管一侧。

(2) 主套囊注气 $2\sim5$ mL,套囊压力 <25 cmH$_2$O,正压通气时气道峰压达到 30 cmH$_2$O,呼吸循环无漏气。

(3) 支气管套囊注气 $1\sim3$ mL,套囊压力 <20 cmH$_2$O,正压通气时气道峰压达到 30 cmH$_2$O,肺隔离满意。

(4) 左右双腔支气管导管选择:对比左侧支气管,右侧支气管开口与主气管的角度更小,且管径更粗,最重要的,右上肺开口距离气管隆突距离更近(文献记载不超过 2 cm),而左上肺开口距离气管隆突将近 5 cm,所以,除左侧全肺切除术及左上肺袖状切除术外,其他的胸科手术,需行肺隔离时,无论左右侧手术,均选择左侧双腔支气管导管。

(5) 双腔支气管导管型号选择:根据患者性别、身高经验选择。

《米勒麻醉学》中推荐根据性别、身高选择型号:

女性身高<152 cm,选择 32Fr;$152\sim160$ cm,选择 35Fr;>160 cm,选择 37Fr;

男性身高<160 cm,选择 37Fr;$160\sim170$ cm,选择 39Fr;>170 cm,选择 41Fr。

亚洲人种体形相对较小,临床中更多采用的方法是:

女性身高$\leqslant153$ cm,选择 32Fr;$153\sim165$ cm,选择 35Fr;$\geqslant165$ cm,选择 37Fr;

男性身高$\leqslant160$ cm,选择 35Fr;$160\sim178$ cm,选择 37Fr;$\geqslant178$ cm,选择 39Fr。

注意:1Fr $=1/3$ mm。

四、双腔支气管导管插管方法

(1) 患者平卧,头部充分后仰,使口、咽、喉三轴线重叠,气道开放。

(2) 面罩给予患者纯氧通气,充分去氮给氧。

(3) 操作者左手握弯喉镜,右手开放患者口腔,镜片从右口角进入,将舌体推向左侧,见到悬雍垂,推进喉镜见会厌,将喉镜置入会厌谷,向前上方提喉镜,使会厌翘起显露声门。

(4) 右手以握毛笔状持左侧 Robertshaw 型双腔支气管导管,使其右侧支气管开口指向天花板;从右侧口角进入,明视下使导管前端通过声门,拔出管芯后继续送入导管,同时将导管逆时针方向旋转 90°,使导管前端水平面与支气管解剖水平面相一致,且导管外端的双管平面与门齿的平面相一致。右侧双腔支气管导管插管方法与之相反。

(5) 保持水平位置下继续推进导管,调节插管深度,连接呼吸器或麻醉机。套囊充气,两侧分别通气听诊肺部呼吸音,判断双腔导管放置位置,也可用纤支镜定位。双腔支气管导管位置正确后固定导管。

(6) 插管深度可参考如下公式:①距门齿距离(cm) = 12.5 + 身高(cm)/10。②男性插管深度(cm) = 0.11×身高(cm) + 10.53。③女性插管深度(cm) = 0.11×身高(cm) + 10.94。

五、双腔支气管导管的定位方法

双腔支气管导管插管成功后,需要定位,确认支气管导管位置准确,以便于单肺通气能顺利实施。定位的方式有多种,包括听诊法、吸痰管定位法、纤支镜定位法等。其中最简单且有效的方式为纤支镜定位法,后续将主要介绍这一方法。当然,已有可视型双腔气管插管,无须其他工具,可直接定位,但由于价格较高,目前尚未得到推广。

定位:使用纤支镜定位法时,导管深度到达预定深度后(根据公式计算结果),主气囊充气,支气管套囊不充气。使用血管钳夹闭主气管通气侧,并由此侧放入纤支镜,当纤支镜视野下可见气管隆突时,将末端蓝套囊(支气管套囊)充气,此时,若蓝套囊平对隆突,定位基本完成。注意,若为左侧双腔支气管导管,可将导管向前再插入 0.5 cm 左右,可以减少变更为侧卧位后,双腔支气管导管脱出导致肺隔离失败。若为右侧双腔支气管导管,还需将纤支镜从支气管导管一侧放入,以确认导管尖端的右上肺开孔对位准确。需要区分气管隆突和右侧上叶和中下叶支气管间的"小隆突"。

六、支气管封堵器的选择

当双腔支气管导管无合适型号,例如儿童胸科手术,简单的肺楔形切除术,心脏微创手术(需要单肺通气,术后保留气管导管),可以选择支气管封堵器。具有操作简单、术后管理方便的特点。目前的支气管封堵器尖端设计成与主管道有一定角度的弯折,方便封堵器一侧滑入目标侧支气管。无左右的区分。若是成年患者,可以选择较粗的气管导管(型号不小于 7.5♯,建议选择 8.0♯),方便支气管封堵器、纤支镜同时置入。若是儿童患者,则选择对应的气管导管即可,但也需准备细的纤支镜。

七、支气管封堵器插管及定位方法

支气管封堵器需要联合气管导管来完成肺隔离。成人患者实施时,可以先插入气管导管,方法与普通气管插管一致。待确认气管导管在位后,置入支气管封堵器。注意,可将封堵器尖端倾斜方向指向目标封堵侧,可以减少封堵器误入健侧支气管。此时,套囊内可不注入气体。简单固定后,经由 Y 头置入纤支镜,第一目标是找到气管隆突。然后确认封堵器尖端已越过目标侧支气管。若确认误入健侧支气管,可在纤支镜直视下,将封堵器旋转180°,经调整后一般都可将封堵器尖端放置在目标位置。此时,可将套囊充气,纤支镜直视下可见蓝色球形套囊封堵在目标侧支气管开口处。由于纤支镜直径限制,儿童患者需选择支气管封堵器,行单肺通气时,可先将支气管封堵器插入主支气管,再插入气管导管(封堵器

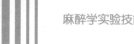

位于气管导管外侧),选择最细的纤支镜插入气管导管进行定位。

八、操作后处理

(1) 整理操作器械和物品,注意人文关怀。

(2) 提前做好吸痰管与双腔导管同长的标记,避免插入过深损伤组织;主支气管与支气管导管使用不同吸痰管,避免造成交叉感染。

(3) 使用时缓慢给导管套囊充气,并避免套囊过度充气;体位变化时放松套囊,防止导管活动,转换体位后再充气。

(4) 检查有无操作并发症,密切观察患者脉搏氧饱和度、血压、心率等生命体征。

(5) 单肺通气期间,需要调整潮气量、呼吸频率以满足通气需要,不干扰手术操作。

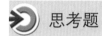 **思考题**

患者,男,72 岁,术前诊断为右上肺癌。拟行"右上肺叶切除术"。既往有慢性支气管炎 20 余年,否认冠心病及高血压病史,吸烟 1~2 包/天;查体:BP:160/100 mmHg,体温 36.5 ℃,双肺呼吸音粗,右下肺闻湿啰音,心率 52 次/分,律齐;心电图示:窦性心律,电轴左偏;胸片:右下肺感染,主动脉增粗;肺功能示:中度阻塞性通气障碍;血钾:3.86 mmol/L,余无异常。该患者需要行肺隔离——单肺通气技术,可以选择哪些方法? 你更倾向于选择哪一个? 具体如何实施?

(刘　虎　何　艳)

腹部手术麻醉

实验目的

(1) 掌握:腹部手术麻醉前病情评估及处理原则。

(2) 熟悉:腹部手术麻醉药物及麻醉方法的选择。

(3) 了解:急腹症手术抢救流程。

实验内容

(1) 简要回顾腹部手术病情特点。

(2) 案例介绍,学生分组。

(3) 手术室情景模拟。

(4) 教师复盘、总结。

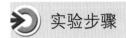 **实验方法**

Sim Man3G 情景模拟、角色扮演、课堂讨论。

实验步骤

一、案例简介

患者,男,30岁,因"车祸致腹部疼痛2小时"入院。入院查体:面色苍白,痛苦面容,脉搏细速,腹肌紧张,全腹压痛、反跳痛明显,右下腹穿刺抽出不凝血,初步诊断:肝脾破裂? 拟在急诊下行开腹探查术。

二、明确学习目标

(1) 术前快速评估该类患者病情特点及麻醉手术风险。

(2) 正确选择麻醉方法,及时启动抢救流程。

(3) 气道管理:包括预充氧、如何预防反流误吸(快速顺序诱导气管插管,留置胃管减压引流,头高位等措施)。

(4) 循环管理:包括适宜的麻醉药物使用,液体及血制品的使用。

(5) 术后苏醒:即刻拔管送回普通病房或者转入 ICU 继续监护治疗。

三、情景模拟场景

(1) 术前场景:麻醉前评估并与患者及家属沟通病情。

(2) 术中场景:全身麻醉实施及术中麻醉管理。

(3) 术后场景:术后患者去向。

四、角色分配

(1) 麻醉医生团队:2人,包括主治医师和住院医师。

(2) 外科医生团队:2人,包括主刀医生和助手。

(3) 护理团队:2人,包括巡回护士和洗手护士。

(4) 患者家属:2人,包括直系亲属和同事。

五、熟悉模拟环境、团队沟通

内容略。

六、模拟详情

术前、术中和术后的模拟详情见表 1.11.1 至表 1.11.3。

表 1.11.1　术前场景

事 件	模拟人状态	学生行为	教师行为
患者进入手术室	心率:101 次/分 血压:90/75 mmHg SpO₂:97%	生命体征监测 三方核查	观察学生监护连接是否正确,核查内容是否完整 观察学生是否向患者或者患者家属询问既往病史、受伤过程和禁食情况
		麻醉设备(重点包括麻醉机、监护仪等)的准备和检查 麻醉物品(重点包括面罩、气管导管、喉镜等)的准备和检查 全麻药品和抢救药品的选择和准备	观察学生准备和检查流程,并予以记录(如麻醉设备、物品准备是否齐全或检查是否完善)
	呻吟 心率:110 次/分 血压:91/80 mmHg SpO₂:96%	与患者沟通、询问病史	调整模拟人生命体征参数,观察学生是否发现患者存在失血性休克,是否采取相应措施

表 1.11.2　术中场景

事 件	模拟人状态	学生行为	教师行为
实施全身麻醉诱导	心率:110 次/分 血压:91/80 mmHg SpO₂:96%	面罩吸氧 头高位 留置胃管 快速顺序诱导方案	记录学生用药名称、剂量及给药顺序,观察学生是否意识到反流误吸的风险
	闭眼,胸廓有起伏	采用手控/机控呼吸,小潮气量,快呼吸频率	是否进行呼吸参数的调整
气管插管	心率:120 次/分 血压:80/65 mmHg SpO₂:100% $P_{ET}CO_2$:35 mmHg	置入喉镜,暴露声门,置入气管导管,导管套囊充气 判断气管导管在位与否:听诊呼吸音、观察 $P_{ET}CO_2$ 等 固定导管 连接麻醉机机控通气 追加麻醉药物	观察学生气管插管方法是否正确 是否及时判断气管导管位置 是否及时切换机控通气

续表

事　件	模拟人状态	学生行为	教师行为
插管完成至手术开始前	心率:121 次/分 血压:70/50 mmHg SpO₂:100% $P_{ET}CO_2$:35 mmHg	减浅麻醉 扩容(是否加热液体) 给予血管活性药 血气分析	观察学生对失血性休克的处理
手术开始	心率:125 次/分 血压:94/69 mmHg SpO₂:100% $P_{ET}CO_2$:45 mmHg 血气分析: Hb:60 g/L PH:7.30 BE:−4.5 $PaCO_2$:40 mmHg Lac:2.0	外科医生:剖腹探查 麻醉医生:记录麻醉单 准备取血	观察学生对手术操作的观察,有无及时调整麻醉深度;观察学生对血气分析的解读是否正确
术中	心率:120 次/分 血压:85/69 mmHg SpO₂:100% $P_{ET}CO_2$:45 mmHg	外科医生:存在肝破裂 继续扩容 给予血管活性药 输血	观察学生对腹腔大量出血的处理,如学生一直未做出处理,则逐渐调整模拟人血压心率,适当提醒观察

表 1.11.3　术后场景

事　件	模拟人状态	学生行为	教师行为
手术结束	心率:90 次/分 血压:105/75 mmHg SpO₂:100% $P_{ET}CO_2$:45 mmHg	外科医生:是否需要转 ICU 麻醉医生:准备拔管、吸痰	观察学生对失血性休克的患者术后去向的思考记录学生对拔管条件掌握
气管拔管后	患者疼痛 心率:106 次/分 血压:104/75 mmHg SpO₂:96% 患者出现寒战反应	给与止疼药物或者神经组织镇痛 给予保温措施	观察学生是否能够正确处理该类患者术后疼痛和低体温的问题

七、复盘总结

(1) 请参与情景模拟的学生阐述:复述模拟过程及个人反思。

(2) 请观察的学生发言:提出模拟过程中的问题、疑点。

(3) 教师发言:指出模拟中的优点,同时补充模拟中的错误与不足,展开分析讨论。

（4）总结：回顾病例；腹部手术或急腹症患者术前病情评估要点；饱胃患者的麻醉诱导注意事项；失血性休克的诊断及围术期管理要点；输血指征；开腹手术的术后疼痛方法；大量输血输液后体温保护的重要性；非医学技能（人文关怀，团队协作，临床思维）。

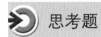 思考题

患者，女，24 岁，身高 165 cm，体重 50 kg，因"腹痛 1 小时，恶心呕吐 2 小时"入院，入院后诊断为异位妊娠，急诊行腹腔镜探查手术。请提出麻醉方案、麻醉处理，并指出依据是什么？该病人在麻醉前存在哪些麻醉手术风险因素？在麻醉手术期间易发生哪些问题？该如何预防和处理？

（刘　虎　何　艳）

实验十二　神经外科手术麻醉

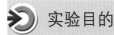

实验目的

(1) 掌握：神经外科麻醉的实施流程。

(2) 熟悉：神经外科麻醉的围术期管理重点。

(3) 了解：神经外科病人的麻醉特点及动脉及深静脉穿刺方法。

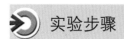

实验内容

(1) PPT 案例介绍，学生分组。

(2) 观看教学录像（神经外科麻醉的实施流程）。

(3) 模拟手术室情景模拟。

(4) 教师复盘、总结。

实验方法

情景模拟、角色扮演、课堂讨论、操作练习。

实验步骤

一、案例简介

患者，女，52 岁，因"突发剧烈头痛两天"入院。两天前无明显诱因出现剧烈头痛，伴恶心、呕吐，并出现短暂意识丧失，急诊入院行颅脑 CT 显示蛛网膜下腔出血，右侧大脑中动脉瘤。入院诊断：蛛网膜下腔出血，大脑中动脉瘤。现患者神志欠清晰，心率 116 次/分，呼吸频率 17 次/分，血压 162/100 mmHg，鼻导管吸氧 2 L/min，血氧饱和度 96%，心电图示：窦性心律 ST-T 段改变，外科医师拟行脑血管造影及开颅动脉瘤夹闭术。

二、明确学习目标

(1) 进行完善的术前访视及病情评估。

47

（2）术中监测项目。

（3）麻醉诱导的注意事项。

（4）麻醉诱导方法和麻醉药物选择。

（5）术中发生动脉瘤破裂的处理方法。

三、情景模拟场景

（1）术前场景：麻醉前准备及与患者和家属的沟通。

（2）术中场景：全身麻醉实施及术中麻醉管理；动脉瘤破裂的处理。

（3）术后场景：患者转运。

四、角色分配

（1）麻醉医生团队：2人，包括麻醉住院医师和主治医师。

（2）外科医生团队：2人，包括主刀医生和一助。

（3）护理团队：2人，包括巡回护士和洗手护士。

（4）患者团队：1人，患者家属。

五、熟悉模拟环境、团队沟通

内容略。

六、模拟详情

术前、术中和术后的模拟详情见表1.12.1至表1.12.3。

表 1.12.1 术前场景

事 件	模拟人状态	学生行为	教师行为
患者进入手术室	心率：116次/分 血压：162/100 mmHg SpO$_2$：100% 体温：38.6 ℃	生命体征监测	观察学生监护连接是否正确，核查内容是否完整
		麻醉设备（重点包括麻醉机、监护仪等）的准备和检查 麻醉物品（重点包括面罩、气管导管、喉镜等）的准备和检查 全麻药品和抢救药品的选择和吸引器及吸痰管的准备	观察学生准备和检查流程，并予以记录（如麻醉设备、物品准备不齐全或检查不完善，可在后续操作中予以对应反馈）
		与患者进行沟通，了解病情严重程度	观察学生病史采集完整性及病情评估的准确性

表 1.12.2 术中场景

事件	模拟人状态	学生行为	教师行为
实施全身麻醉诱导	心率:80 次/分 血压:155/88 mmHg SpO_2:98% 体温:37.5 ℃	面罩吸氧 依次给予全身麻醉药物 气管插管	记录学生用药名称、剂量及给药顺序,观察其是否实施快速顺序诱导
高血压	麻醉,肌松状态,机械通气 心率:120 次/分 血压:175/100 mmHg SpO_2:98% $P_{ET}CO_2$:30 mmHg 体温:37.8 ℃	应用短效药物迅速处理高血压及心动过速(如艾司洛尔及尼卡地平)	观察学生若处理高血压,则进入麻醉维持阶段;若未处理高血压,则发生动脉瘤破裂
麻醉维持 (调控血压)	麻醉,肌松状态,机械通气 心率:86 次/分 血压:128/76 mmHg SpO_2:100% $P_{ET}CO_2$:30 mmHg 体温:37.1 ℃	外科医生继续手术,要求输注甘露醇实现脑松弛 维持正常血压 输注甘露醇后检查动脉血气	学生给予甘露醇后进入动脉瘤破裂阶段
动脉瘤破裂	麻醉,肌松状态,机械通气 心率:40 次/分 血压:185/110 mmHg SpO_2:100% $P_{ET}CO_2$:35 mmHg 体温:37.2 ℃	外科医生分离动脉瘤,患者突发高血压,心动过缓 呼叫帮助,控制血压 过度通气降低颅内压 取血 与外科医生沟通尽快控制出血	观察学生对于危机事件处理的流程 动脉瘤夹闭后进入麻醉维持阶段

表 1.12.3 术后场景

事件	患者状态	学生行为	教师行为
手术结束	麻醉,肌松状态,机械通气 心率:100 次/分 血压:100/55 mmHg SpO_2:100% $P_{ET}CO_2$:35 mmHg 体温:37.3 ℃	转运患者至重症监护室	重点观察学生对于转运注意事项的把握,转运物品以及急救药品的准备是否齐全

七、复盘总结

（1）请参与情景模拟的学生阐述：复述模拟过程及个人反思。

（2）请观察的学生发言：提出模拟过程中的问题、疑点。

（3）教师发言：指出模拟中的优点，同时补充模拟中的错误与不足，展开分析讨论。

（4）总结：复习基本病史；熟悉神经外科患者病情评估要点；麻醉诱导注意事项；神经外科患者的特殊监测项目；降低颅内压的措施；库欣反射的定义及表现；术中麻醉维持的注意事项；高血压及动脉瘤破裂的危机事件处理；非医学技能（人文关怀，团队协作，临床思维）。

思考题

患者，男，45岁，因"车祸致颅脑外伤急诊"入院。术前检查：HR 90 次/分，BP 150/95 mmHg，RR 28次/分，浅昏迷，Glasgow 评分7分，右侧瞳孔散大，MRI 提示：左额顶叶硬膜下血肿。拟行开颅血肿清除术。

请问患者术前检查及准备需注意些什么？麻醉手术中颅高压的处理方法？术中麻醉管理要点？

（马文静　黄昌云）

实验十三　小儿手术麻醉

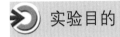 **实验目的**

(1) 掌握：小儿麻醉器械装置和麻醉方法及小儿插管装置的选择。

(2) 熟悉：小儿麻醉术前准备。

(3) 了解：小儿麻醉术中输液的原则。

实验内容

(1) 小儿麻醉术前器械及药品的准备。

(2) 小儿麻醉方法的选择及实施。

(3) 观看教学录像（小儿麻醉实施的全过程）。

(4) 案例介绍。

实验方法

多媒体教学、模拟病例。

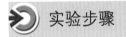 **实验步骤**

一、仪器与装置准备

麻醉机、咽喉镜、不同型号气管导管、喉罩、吸氧面罩、听诊器、吸引器等。

二、药品准备

阿托品、麻黄碱、依托咪酯、丙泊酚、咪达唑仑、芬太尼、舒芬太尼、瑞芬太尼、七氟烷、顺式阿曲库铵、长托宁等。

三、模拟演练

1. 案例简介

患儿，男，3岁，体重15 kg。"出生后发现尿道位置异常至今"入院。一般情况好。既往体健,否认家族遗传史。术前检查,血、尿常规,肝肾功能未见明显异常。拟全身麻醉下行尿道成形术。

2. 明确学习目标

(1) 术前准备,包括麻醉机、药品和插管装置的准备。

(2) 参与三方核查,包括患者姓名、住院号、性别、手术方式、手术部位、过敏史等。

(3) 小儿吸入麻醉诱导方法,包括潮气量法、肺活量法和浓度递增法。

(4) 小儿气道解剖的特点,舌头相对较大,容易阻塞气道,喉头位置较高,会厌粗短,形态各异,可妨碍气管内插管时暴露声门。婴儿的喉部呈漏斗状,最狭窄处在环状软骨水平,6岁以后儿童,喉头最狭窄部位在声门。

(5) 气道管理,包括术前预给氧、气管插管和喉罩的选择、气管插管深度、手控通气和控制通气。

(6) 术中麻醉维持和术中生命体征监测。

(7) 术后麻醉苏醒及拔管。

3. 情景模拟场景

(1) 术前场景:麻醉前准备及与患儿和家属的沟通。

(2) 术中场景:患儿全身麻醉实施及术中麻醉管理。

(3) 术后场景:术后苏醒。

4. 角色分配

(1) 麻醉医生团队:2人,包括主麻和助手。

(2) 外科医生团队:2人,包括主刀医生和助手。

(3) 护理团队:2人,包括巡回护士和洗手护士。

5. 熟悉模拟环境、团队沟通

内容略。

6. 分组实施模拟演练

内容略。

7. 复盘总结

学生回忆模拟过程,提出模拟过程中碰到的问题和难点,教师总结指出模拟中的优点和不足之处,最后集体展开分析讨论。

> **思考题**

患儿,男,20个月,体重12 kg,因"发现右侧腹股沟可复性包块2月余"入院,诊断为右侧腹股沟斜疝。患儿既往体健,否认家族遗传史及过敏史。术前一般检查、检验未见明显异常。拟在全身麻醉下行腹腔镜下右侧腹股沟斜疝疝囊高位结扎术。如若选择喉罩全身麻醉,患儿喉罩大小如何选择?术中如何补液?

(周玉梅　胡美珠)

实验十四　产科手术麻醉

 实验目的

(1) 掌握:产科手术麻醉方法及新生儿复苏。
(2) 熟悉:产科麻醉的特点和围术期管理。
(3) 了解:孕产妇的生理改变。

实验内容

(1) 简要复习孕产妇的生理改变。
(2) 产科麻醉方法的选择。
(3) 案例介绍并情景模拟。
(4) 教师复盘、总结。
(5) 介绍新生儿复苏流程并现场演示。

实验方法

Sim Man3G 情景模拟、角色扮演、课堂讨论、Workshop 分组实操。

实验步骤

一、案例简介

患者,女,32 岁,孕 2 产 1,孕 39 周。入院后实验室检查均正常,既往病史无特殊。2 分钟前已行蛛网膜下腔阻滞后麻醉,拟行剖宫产术。

二、明确学习目标

(1) 识别患者仰卧位低血压的症状和体征。
(2) 仰卧位低血压的诊断和处理。
(3) 非医学技能(临床思维和团队协作)。

三、情景模拟场景:蛛网膜下腔阻滞后的麻醉管理

内容略。

四、角色分配

(1) 麻醉医生团队:2 人,包括主治医师和住院医师。
(2) 外科医生团队:2 人,包括主刀医生和助手。
(3) 护理团队:2 人,包括巡回护士和洗手护士。

五、熟悉模拟环境、团队沟通

内容略。

六、模拟详情

蛛网膜下腔阻滞后的麻醉管理的模拟详情见表 1.14.1。

表 1.14.1　蛛网膜下腔阻滞后的麻醉管理

事　件	模拟人状态	学生行为	教师行为
麻醉后平卧位	心率:90 次/分 呼吸:20 次/分 血压:125/75 mmHg SpO_2:99%	评估患者的平面	观察学生是否能正确评估麻醉平面
2 分钟后	恶心、呕吐 呼吸:急促 心率:120 次/分 血压:70/55 mmHg SpO_2:99%	清理呕吐物 呼叫 调整体位	观察学生反应,记录学生的处理措施,调整模拟人生命体征参数,必要时予以提醒,如有对应处理,生命体征恢复正常
5 分钟后	呕吐停止,诉好转 心率:100 次/分 呼吸:20 次/分 血压:105/65 mmHg SpO_2:99%	评估平面 安慰产妇 准备新生儿复苏	检查新生儿复苏设备是否齐全

七、复盘总结

(1) 请参与情景模拟的学生阐述:复述模拟过程及个人反思。

（2）请观察的学生发言：提出模拟过程中的问题、疑点。

（3）教师发言：指出模拟中的优点，同时补充模拟中的错误与不足，展开分析讨论。

（4）总结：复习基本病史；仰卧位低血压的定义、临床表现和体征、病理生理、预防和处理措施；产科常见并发症的预防和处理；非医学技能（人文关怀，团队协作，临床思维）。

八、介绍新生儿窒息的评估方法（Apgar 评分）

Apgar 评分包括心率、呼吸情况、肌张力、神经反射和皮肤色泽作为窒息程度判断（见表 1.14.2）。7～10 分正常，4～6 分轻度窒息，0～3 分重度窒息。Apgar 评分应在出生后 1 分钟及 5 分钟各进行一次，评分越低，酸中毒和低氧血症越严重。1 分钟评分表示窒息程度，5 分钟评分为判断预后指标。视频学习新生儿复苏过程，并通过 Workshop 分组进行复苏实操。

表 1.14.2　Apgar 评分

项目	0 分	1 分	2 分
心率（次/分）	无	<100	>100
呼吸情况	无	浅表，哭声弱	佳，哭声响
肌张力	松弛	四肢屈曲	四肢能活动
神经反射	无反应	有动作，皱眉	哭，喷嚏
皮肤色泽	青紫或苍白	躯干红，四肢紫	全身红润

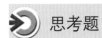 思考题

患者，女，36 岁，孕 38 周，G_3P_1，瘢痕子宫，体重：80 kg，身高：160 cm。既往体健，实验室检查均正常。拟行剖宫产术。在 L1-2 间隙放置了硬膜外导管，操作顺利。产妇转为平卧位后，开始硬膜外给药，5 分钟后产妇出现烦躁、呼吸困难，血压：100/60 mmHg；心率：110 次/分；呼吸：30 次/分；SpO_2：96%。随即患者出现无意识，无呼吸，血压：55/33 mmHg；心率：40 次/分。请问该产妇发生了什么？如何抢救？

（陈　伟　王立鹏）

实验十五　老年患者手术麻醉

➔〉实验目的

（1）掌握：老年患者麻醉前准备与评估、麻醉选择及处理原则。
（2）熟悉：老年患者麻醉术后并发症。
（3）了解：老年病人的麻醉特点。

➔〉实验内容

（1）老年患者麻醉前准备与评估、麻醉选择及处理原则。
（2）老年患者麻醉管理及术后并发症的防治。

➔〉实验方法

多媒体教学、情景模拟演练。

➔〉实验步骤

一、病例分析、讨论

患者，女，88岁，因摔倒致左髋部疼痛伴活动受限4小时入院，初步诊断：左股骨粗隆间骨折，左肱骨远端骨折，拟行左侧股骨粗隆间骨折闭合复位髓内钉内固定术。既往高血压史30余年，最高血压195/105 mmHg，口服苯磺酸氨氯地平、利血平控制，控制尚可，现已停利血平7天。房颤史20余年，未规律服药。ASA分级Ⅲ级，心功能Ⅲ级。辅助检查：血红蛋白71 g/L，血小板58×10⁹/L，白蛋白34.3 g/L，D-二聚体21.2 μg/mL，肌钙蛋白0.11 ng/mL，心肌酶谱正常，BNP 305 pg/mL，余实验室检查未见明显异常。心电图如图1.15.1所示。

动态心电图结果如图1.15.2所示。

心脏彩超：升主动脉硬化，心房扩大，二尖瓣轻度反流，肺动脉轻度高压伴三尖瓣中度反流，心包腔少量积液，左室舒张功能减退，左室收缩功能正常。

下肢血管彩超：双下肢动脉硬化症，双下肢静脉未见明显异常。

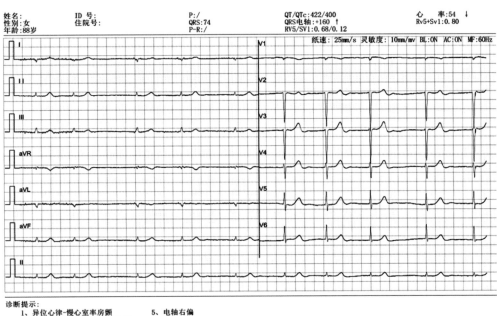

图 1.15.1　患者心电图报告

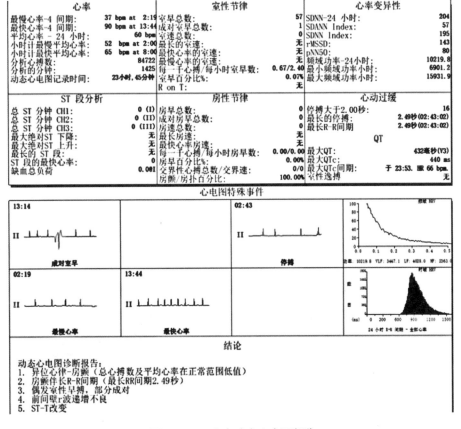

图 1.15.2　患者动态心电图报告

头颅 CT 平扫＋胸部 HRCT 平扫＋双侧髋关节 CT 平扫结果如图 1.15.3 所示。

姓名：		性别：女	年龄：88岁	影像号：
科室：EICU(1)	病区：		床号：	住院号：
检查日期：2020-10-23 12:38			报告日期：2020-10-23 13:04:23	

检查名称： （双侧）髋关节CT平扫；头颅CT平扫；胸部HRCT平扫

检查方法： 平扫

影像表现：

急诊报告：

1、两侧基底节及放射冠区腔隙性脑梗塞；脑白质疏松症，脑萎缩；

2、所及左侧眶部软组织肿胀；

3、两肺散在纤维、钙化灶；

4、心脏增大、心包积液；

5、双侧胸腔少量积液；

6、左侧第3、6前肋局部走行扭曲；右侧第10肋陈旧性骨折可能性大；

7、所及甲状腺密度不均；

8、左侧股骨上段骨折，周围软组织肿胀；

9、盆腔少量积液。

图 1.15.3　头颅 CT 平扫，胸部 HRCT 平扫，双侧髋关节 CT 平扫报告

针对该患者，术前访视的关注点有哪些？患者入室后测得血压 198/112 mmHg，心室率 98 次/分，此时能否进行麻醉手术？应如何处理？针对该手术患者，选择何种麻醉方式更优？为什么？如何进行术中管理，预防术后相关并发症？

二、分组讨论并角色扮演

内容略。

三、教师总结

 思考题

患者，男，78 岁，初步诊断为直肠癌，拟行腹腔镜下直肠癌根治（Dixon）术。既往高血压史 30 余年，目前规律口服倍他乐克（酒石酸美托洛尔片）、代文（缬沙坦胶囊），血压控制在 130～140/65～80 mmHg；糖尿病史 28 年，目前规律使用胰岛素治疗，自述血糖控制可；10 年前无诱因出现双手精细活动变差，考虑为腔隙性脑梗死，规律口服拜阿司匹林二级预防；8 年前诊断为帕金森病，规律口服美多芭（多巴丝肼片）治疗。平时生活能自理，可上二楼。辅助检查：贫血，Hb 78 g/L；FBG（空腹血糖）7.8 mmol/L，HbA1c 6.5%；心电图：窦性心律，左室肥厚，ST-T 改变。余未见明显异常。

针对该患者如何进行术前访视与术前准备？选择何种麻醉方式？术中及术后管理应该注意哪些问题？

（吕静静　周　炜）

58

实验十六　手术室外患者的麻醉

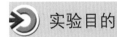 **实验目的**

(1) 掌握:手术室外麻醉工作流程及麻醉常见问题的处理。

(2) 熟悉:手术室外不同种类手术的麻醉特点及处理原则。

(3) 了解:手术室外麻醉的特殊性与麻醉工作指南。

实验内容

(1) 手术室外病人的麻醉:主要指在除手术室以外的场所为接受手术、诊断性检查或治疗性操作的患者所实施的麻醉。

(2) 手术室外麻醉范围:消化内镜中心、门诊人流室、介入治疗室、无痛分娩、CT 室等。

(3) 手术室外麻醉的特殊性与麻醉工作指南。

(4) 手术室外麻醉工作流程。

(5) 常见手术室外麻醉管理。

(6) 手术室外麻醉常见问题及处理。

(7) 患者离院标准。

实验方法

多媒体教学、情景模拟。

实验步骤

一、手术室外麻醉工作环境的特殊性

(1) 诊断性检查通常需要在 X 线、B 超、CT 或 MRI 等场所进行,室内光线暗,影响麻醉操作及病情观察。

(2) 设备为高压电装置,应禁用易燃、易爆的麻醉药。

(3) 麻醉监护、急救设备及工作条件简陋。

(4) 体位变动造成呼吸、循环变化;导管扭曲移位,呼吸道梗阻等。

二、手术室外麻醉应具备的条件

（1）可靠的备用供氧。

（2）吸引装置。

（3）废气处理装置。

（4）适当的麻醉药品、器械和设备以及简易人工呼吸器。

（5）保障电源。

（6）环境保持明亮。

（7）备用除颤仪、急救药品及其他急救设备的急救车。

（8）合作、协同救助、安全规范以及合理的麻醉后处理。

三、手术室外麻醉工作流程

（1）访视与评估：告知目的、方式和风险；结合病史、体格检查和实验室检查。

（2）麻醉前准备：禁食>6小时、禁饮>2小时；存在胃排空障碍或胃潴留，应适当延长禁食、禁饮时间，必要时行气管插管。

（3）实施流程：① 开放静脉通路，记录生命体征。② 摆放体位，连接监护设备，自主呼吸下充分给氧。③ 根据手术需求，采用不同麻醉方案或镇静方法。④ 常规监测，有条件可监测 $P_{ET}CO_2$，始终保持危机意识。

四、常见手术室外麻醉管理

（1）颅脑介入手术的麻醉管理：包括颅内动脉瘤、颅脑动静脉畸形、急性缺血性脑卒中和颈动脉狭窄介入治疗及帕金森病脑深部电刺激术。

① 脑血管造影：神志清楚的成年人可在局麻下实施。儿童或意识不清患者需采用基础麻醉或全身麻醉。

② 颅内动脉瘤介入治疗的麻醉。

术前评估：颅内动脉瘤的危险因素包括女性、高脂血症、高血压、肥胖、吸烟、饮酒等，病因包括先天因素如脑动脉管壁中层缺少弹力纤维、平滑肌减少，以及后天因素如动脉硬化、感染、创伤等。术前常合并颅内出血、高血压、脑水肿、迟发性脑缺血、电解质紊乱、脑积水、癫痫以及心肺功能异常。

临床表现：颅内动脉瘤未破裂出血之前，90%的患者没有明显的症状和体征。40%～60%动脉瘤在破裂之前有先兆症状，如动眼神经麻痹。80%～90%的动脉瘤患者因为破裂出血被发现，多见于自发性蛛网膜下腔出血。表现为脑膜刺激征、偏瘫、失语、动眼神经麻痹等局灶性神经症状，以及血压升高、体温升高、意识障碍及胃肠出血等全身症状。

将颅内动脉瘤分为5级，以评估手术的危险性。Ⅰ级：无症状，或轻微头痛及轻度颈强直；Ⅱ级：中度至重度头痛，颈强直，除有脑神经麻痹外，无其他神经功能缺失；Ⅲ级：嗜睡、意识模糊,或轻微的灶性神经功能缺失;Ⅳ级:木僵,中度至重度偏侧不全麻痹,可能有早期的去皮质强直及自主神经系统功能障碍;Ⅴ级:深昏迷,去皮质强直,濒死状态。

麻醉管理原则:一般采用全身麻醉。既要维持足够的灌注压防止脑缺血,又要控制过高血压导致动脉瘤破裂或加重颅内出血风险。术前血压控制、严密监测生命体征、颅内压管理、血糖管理、儿茶酚胺风暴、维持 $P_{ET}CO_2$ 30～35 mmHg,血糖管理及迟发性脑血管痉挛。

(2) 内镜检查的麻醉:包括胃镜、结肠镜、逆行性胆道造影等。

① 胃肠镜检查术前应禁食 6 小时以上,如病人存在胃排空延迟或幽门梗阻,禁食时间应延长。

② 病人 ASA Ⅰ、Ⅱ、Ⅲ级,年龄、病情差异大,需经麻醉门诊评估。

③ 常用药物:丙泊酚、芬太尼、舒芬太尼和瑞芬太尼。

④ 给药方式:单次给药、联合给药。

⑤ 麻醉特点:呼吸道不在控制中,需注意呼吸抑制。

⑥ 麻醉深度:Ramsey 分级 4～5 级。

⑦ 麻醉方案:

A. 单次静推:丙泊酚 1～2 mg/kg;丙泊酚 1～2 mg/kg + 芬太尼 1 μg/kg;丙泊酚 1～2 mg/kg + 舒芬太尼 0.1～0.2 μg/kg;丙泊酚 1～2 mg/kg + 瑞芬太尼 0.6～0.8 μg/kg;依托咪酯 0.3～0.5 mg/kg。

B. 持续输注:丙泊酚 1.5～2.5 mg/kg 静注,泵注 2～10 mg/(kg·h)。

C. 靶控输注:丙泊酚血浆靶浓度 3～5 μg/mL。

⑧ 并发症主要有:呼吸抑制、反流误吸、心动过缓、低血压、心搏骤停。

五、无痛人流

(1) 常规禁食 6 小时。

(2) 病人 ASA Ⅰ～Ⅱ级,需经麻醉门诊评估。

(3) 常用药物:丙泊酚、芬太尼、舒芬太尼、瑞芬太尼。

(4) 给药方式:单次给药、联合给药。

(5) 麻醉特点:刺激最强前给药,如扩宫颈前。

(6) 麻醉深度:Ramsey 分级达 6 级。

(7) 清醒时间:10 分钟。

(8) 离院时间:0.5～1 小时。

(9) 麻醉方案:

① 单次静推:丙泊酚 2～3 mg/kg。

② 丙泊酚复合镇痛药:丙泊酚 1.5～2.5 mg/kg + 芬太尼 1 μg/kg;丙泊酚 1～2 mg/kg + 舒芬太尼 0.2～0.3 μg/kg;丙泊酚 1～2 mg/kg + 瑞芬太尼 0.6～0.8 μg/kg。

六、膀胱镜诊疗

(1) 女性患者:表面麻醉。

(2) 男性患者:硬膜外或骶麻、脊麻,也可采用镇静/镇痛或全身麻醉。

(3) 小儿:基础麻醉加骶管阻滞,镇静/镇痛或全身麻醉。

七、分娩镇痛

(1) 实施分娩镇痛的原则:分娩镇痛遵循自愿、安全的原则,以达到最大程度地降低产妇产痛,最低程度地影响母婴结局为目的。

(2) 麻醉前评估:

① 病史:产妇的现病史、既往史、麻醉手术史、药物过敏史、是否服用抗凝药物、合并症和并存症等。

② 体格检查:基础生命体征,全身情况,是否存在困难气道、脊椎间隙异常、穿刺部位感染灶或占位性病变等禁忌证。

③ 相关实验室检查:常规检查血常规、凝血功能;存在合并症或异常情况者,进行相应的特殊实验室检查。

(3) 麻醉设备、麻醉药品及物品准备:参照产科麻醉的实施准备。

(4) 产妇准备:产妇进入产房后避免摄入固体食物,可饮用高能量无渣饮料;签署分娩镇痛同意书(产妇本人或委托人);开放静脉通路。

(5) 分娩镇痛实施:连续硬膜外-脉冲泵(0.08%罗哌卡因+0.4%舒芬太尼稀释至100 mL),运动神经阻滞及疼痛评分,根据产妇疼痛情况调整镇痛药的剂量及浓度。

(6) 分娩镇痛期间产妇发生的危急情况包括产妇心跳骤停、子宫破裂大出血、严重胎儿宫内窘迫、脐带脱垂、羊水栓塞、危及母婴生命安全等情况时需即刻实施剖宫产。

① 由助产士发出危急信号,通知救治团队(麻醉医师、儿科医师、麻醉护师、手术室护师),吸氧并转送至产房手术室。

② 若硬膜外导管在位且通畅时,产妇及胎儿情况暂时稳定,可选择在硬膜外导管内快速注射局麻药,在硬膜外麻醉下完成剖宫产手术。

③ 若没有放置硬膜外导管或产妇情况极为危急时,采用全麻气管插管下实施剖宫产手术。

八、手术室外患者离院标准

(1) 神志完全清醒。

(2) 生命体征平稳。

(3) 呼吸空气 $SpO_2 > 96\%$。

(4) 定向力恢复,可自行行走。

(5) 无恶心呕吐、无术后疼痛及出血。

(6) 有成年家属陪伴。

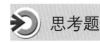 思考题

　　患者,男,58 岁,身高 165 cm,体重 70 kg,轻微咳嗽,无痰,患者因"剑突下不适半月",建议其行胃镜检查。平时抽烟,无酗酒,常伴有日间乏力、嗜睡现象,夜间诉有打鼾史。体格检查示:双肺呼吸音粗;胸片及心电图检查无异常,血常规及血生化等相关检查均正常。

　　入室后,开放外周静脉通道,吸氧,连接心电监护:SpO₂:99%;心率:89 次/分,血压:138/82 mmHg。遂予以芬太尼 50 μg,丙泊酚 120 mg,病人安静入睡,置入胃镜时患者呃逆,遂追加丙泊酚 40 mg。2 分钟后患者血氧下降至 85%,BP:118/76 mmHg,HR:75 次/分。

　　(1) 此时患者发生了什么? 原因是什么?

　　(2) 此时,你应该如何治疗?

(江连祥　丁　芳)

实验十七　麻醉危机资源管理的情景模拟
——以术中心跳骤停为例

实验目的

（1）掌握：术中心跳骤停的诊断、术中心肺复苏的抢救流程。

（2）熟悉：临床常用抢救药品的选择和使用。

实验内容

（1）案例介绍，学生分组。

（2）手术室情景模拟。

（3）教师复盘，教学总结。

实验方法

Sim Man3G 情景模拟、角色扮演、课堂讨论。

实验步骤

一、案例简介

患者，女，62岁，身高160 cm，体重65 kg，因"反复右上腹痛十年余"入院。既往史：糖尿病史20余年，自述血糖控制可；高血压病史10余年，血压控制在135/85 mmHg左右（服用药物不详）。术前检查：糖化血红蛋白：8.2%；腹部彩超：胆囊结石伴胆囊炎；其余检验和检查结果未见明显异常。入院诊断：① 胆囊结石伴胆囊炎。② 2型糖尿病。③ 原发性高血压病。拟实施腹腔镜胆囊切除术。

二、明确学习目标

（1）成人术中心跳骤停的诊断。

（2）成人术中心肺复苏的抢救流程。

（3）心肺复苏常用的药物。

（4）除颤仪的使用。

（5）心肺复苏过程中团队协作能力。

三、情景模拟场景

场景：术中危机情况出现。

四、角色分配

（1）麻醉医生团队：2人，包括主治医师和住院医师。

（2）外科医生团队：2人，包括主刀医生和助手。

（3）护理团队：2人，包括巡回护士和洗手护士。

五、模拟详情

术中暴露胆囊的模拟详情见表1.17.1。

表1.17.1　术中暴露胆囊

事　件	模拟人状态	学生行为	教师行为
手术开始	心率：65次/分 有创血压：128/65 mmHg SpO_2：100% $P_{ET}CO_2$：38 mmHg	手术刺激，加深麻醉及镇痛	观察学生对于手术操作的观察，有无及时调整麻醉深度
牵拉胆囊	心率：45次/分 有创血压：138/75 mmHg SpO_2：100% $P_{ET}CO_2$：45 mmHg	麻醉医师：记录麻醉记录单 巡回护士：填写护理记录单	观察学生是否关注监护仪报警声音，根据学生反应，调整生命体征参数予以反馈
继续牵拉胆囊	心率：85次/分 有创血压：145/75 mmHg SpO_2：100% $P_{ET}CO_2$：50 mmHg	麻醉医师：要求手术医生暂停手术操作，并给与阿托品 生命体征恢复后，另一位麻醉医师进来交接	观察学生的反应，记录给药剂量 观察两位麻醉医师是否有交接
胆囊暴露困难	心率：0次/分 有创血压：测不出 SpO_2：100% $P_{ET}CO_2$：15 mmHg	要求手术医生暂停手术操作	观察学生是否呼救，是否启动心肺复苏流程
启动心肺复苏	心电图：室颤 有创血压：35/20 mmHg SpO_2：100% $P_{ET}CO_2$：15 mmHg	持续胸外按压 给与肾上腺素、阿托品 除颤	调整模拟人生命体征参数，观察学生反应，必要时予以提醒，如有对应处理，生命体征恢复正常 记录除颤仪的使用是否正确

六、复盘总结

（1）请参与情景模拟的学生阐述：复述模拟过程及个人反思。

（2）请观察的学生发言：提出模拟过程中的问题、疑点。

（3）教师发言：今天演练如何，你觉得哪里做得好，你觉得哪里还可以再改进，下次演练你哪里会做的不一样？同时补充模拟中的错误与不足，展开分析讨论。

（4）总结：复习基本病史；该患者发生心跳骤停的原因；术中心跳骤停如何判断；如何预防和处理类似情况；围术期心跳骤停的可能原因与影响因素；成人院内心肺复苏的流程；除颤仪的使用；非医学技能（交接班，团队协作，临床思维）。

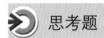 思考题

患者，男，85岁，术前诊断为感染性休克，拟急诊行剖腹探查术，患者刚进入手术室，突然出现呼之不应，请问如何救治？

（鲁美静　程慧娴）

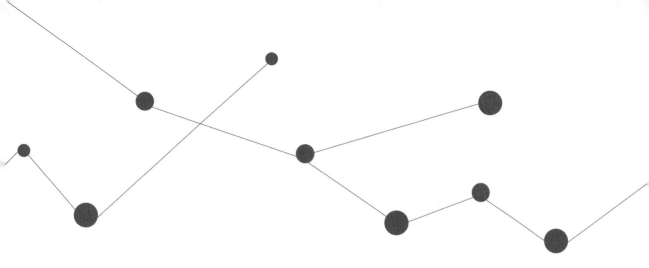

第二篇

疼痛诊疗学技术指导

实验十八　疼痛的诊断学基础

实验目的

（1）掌握：疼痛定量评估的常用方法。
（2）熟悉：疼痛病人病史的采集和内容。
（3）了解：常见疼痛性疾病的影像学特点。

实验内容

（1）临床常用的疼痛评估方法。
（2）疼痛病史的采集。
（3）疼痛常用的体格检查。
（4）疼痛相关的影像学检查。

实验方法

（1）PPT 讲解有关内容。
（2）视频及真人演示。

实验内容

疼痛是与组织损伤或潜在的组织损伤有关的一种不愉快的感觉和情感体验。它既是机体的一种保护性机制，提醒机体避开或处理伤害，也是临床许多疾病的常见症状。疼痛的评估是临床诊疗过程中最基本的内容之一。根据疼痛评估的角度，分为单维度评估和多维度评估。

一、疼痛评估的常用方法

1. 单维度疼痛评估

单维度疼痛评估法是根据患者对疼痛的自我感觉来评估患者疼痛程度的方法，这些方法简单、易行，但须注意每种方法的优劣势。

（1）视觉模拟法（visual analogue scale，VAS）。

VAS疼痛评分是第一种应用于临床的评估疼痛程度的工具，目前仍被广泛使用（图2.18.1）。其优点是简单、方便、快速，缺点是患者具有一定的抽象思维，所以不适用于高龄、认知功能障碍、运动协调能力差的患者。

具体使用方法：在一张白纸上画一条直线（一般长为10 cm），一端代表无痛，另一端代表剧痛，让患者在线上最能反映自己疼痛程度之处画一交叉线，评估者根据患者画的位置估计患者的疼痛程度。

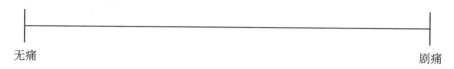

无痛 剧痛

图2.18.1 视觉模拟评分法（VAS）

（2）数字分级法（numeric rating scales，NRS）。

NRS疼痛评分是目前临床及科研过程中应用最广泛的一种疼痛评估工具（图2.18.2）。其比VAS评分简单，评估时间更短，适用于有一定教育程度的患者。

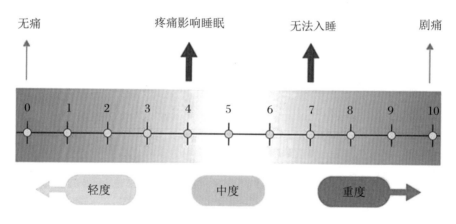

图2.18.2 数字评分法

具体使用方法：用0～10的数字代表不同程度的疼痛，0为无痛，10为最剧烈疼痛，让患者自己圈出或说出一个最能代表其疼痛程度的数字。

（3）口述言词评分法（verbal rating scales，VRS）。

VRS疼痛评分是让患者根据自身的感觉，用语言描述疼痛的程度（表2.18.1）。这种方法对于能正常沟通的患者容易理解，但需注意的是因患者的年龄、性别、宗教背景、教育水平及对疼痛的敏感程度不同，对疼痛的描述往往有所不同。

0级：无疼痛。Ⅰ级（轻度）：有疼痛但可忍受，生活正常，睡眠无干扰。Ⅱ级（中度）：疼痛明显，不能忍受，要求服用镇痛药物，睡眠受干扰。Ⅲ级（重度）：疼痛剧烈，不能忍受，需用镇痛药物，睡眠受严重干扰可伴自主神经紊乱或被动体位。

表 2.18.1　各种疼痛强度口述评分法

4级	5级	6级	12级	15级
1. 无痛	1. 无痛	1. 无痛	1. 不引入注意的痛	1. 无痛
2. 轻度痛	2. 轻度痛	2. 轻度痛	2. 刚刚注意到的痛	2. 极弱的痛
3. 中度痛	3. 中度痛	3. 中度痛	3. 很弱的痛	3. 刚刚注意到的痛
4. 严重痛	4. 严重痛	4. 严重痛	4. 弱痛	4. 很弱的痛
	5. 剧烈痛	5. 剧烈痛	5. 轻度痛	5. 弱痛
		6. 难以忍受的痛	6. 中度痛	6. 轻度痛
			7. 强痛	7. 中度痛
			8. 剧烈痛	8. 不适性痛
			9. 很强烈的痛	9. 强痛
			10. 严重的痛	10. 剧烈痛
			11. 极剧烈的痛	11. 很强烈的痛
			12. 难以忍受的痛	12. 极剧烈的痛
				13. 很剧烈的痛
				14. 不可忍受的痛
				15. 难以忍受的痛

（4）Wong-Baker 面部表情疼痛量表。

本法适用于 3 岁及以上人群（图 2.18.3），采用 6 个水平排列的代表不同疼痛程度的面部表情，根据患者疼痛时的表情对照进行评估。此方法最初应用于儿童的疼痛程度评估，现在已扩展应用到成年人。其优点是容易掌握、评估时间短。

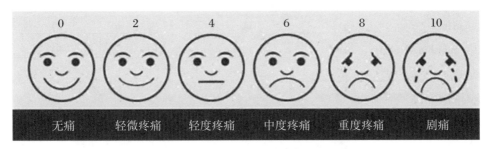

图 2.18.3　Wong-Baker 面部表情疼痛量表

2. 多维度疼痛评估

上述 4 种工具属于单维度疼痛评估方法，仅从疼痛程度这一个方面进行评估，容易受多方面因素影响而出现误差，另外疼痛具有多重特点，所以单维度疼痛评估工具不能全面准确地对疼痛进行评估。因此，临床诊疗过程中通常采用多维度评估工具。

麦吉尔疼痛问卷表（McGill pain questionnaire，MPQ）（表 2.18.2）含有 4 类 20 组疼痛描述词，每组词按疼痛递增的顺序排列，其中 1～10 组为感觉类，11～15 组为情感类，16 组为评价类，17～20 组为相关类。由 MPQ 可以得到 3 种测定方法。

表 2.18.2　McGill 疼痛问卷(简表)

患者姓名:_____　　　　　日期:_____

Ⅰ. 疼痛评级指数(PRI)的评估

	无痛	轻度	中度	重度
A 感觉项				
跳痛(throbbing)	0)_____	1)_____	2)_____	3)_____
刺痛(shooting)	0)_____	1)_____	2)_____	3)_____
刀割痛(stabbing)	0)_____	1)_____	2)_____	3)_____
锐痛(sharp)	0)_____	1)_____	2)_____	3)_____
痉挛痛(carmping)	0)_____	1)_____	2)_____	3)_____
绞痛(gnawing)	0)_____	1)_____	2)_____	3)_____
烧灼痛(hot-burning)	0)_____	1)_____	2)_____	3)_____
酸痛(aching)	0)_____	1)_____	2)_____	3)_____
坠胀痛(heavey)	0)_____	1)_____	2)_____	3)_____
触痛(tender)	0)_____	1)_____	2)_____	3)_____
撕裂痛(splitting)	0)_____	1)_____	2)_____	3)_____

感觉项总分:_____

	无痛	轻度	中度	重度
B 情感项				
疲备无力感(tiring-exhausting)	0)_____	1)_____	2)_____	3)_____
厌烦、不适感(sickening)	0)_____	1)_____	2)_____	3)_____
恐惧感(fearful)	0)_____	1)_____	2)_____	3)_____
受惩罚感(punishing-cruel)	0)_____	1)_____	2)_____	3)_____

情感项总分:_____

以上两项相加(S＋A)＝疼痛总分(T)_____

Ⅱ. 视觉疼痛评分(VAS)

0 |_____| 10

无痛　　　　　　　　　　　　　可想象的最痛

Ⅲ. 现在疼痛状况(PPI)

0　无痛(no pain)_____

1　轻痛(mild)_____

2　难受(discomforting)_____

3　痛苦烦躁(distressing)_____

4　可怕(horrible)_____

5　极度疼痛(excruciating)_____

3. 婴幼儿疼痛评估

由于婴幼儿的年龄小,大脑功能、语言及认知能力尚未发育完善,所以采用上述方法评估婴幼儿的疼痛容易导致不准确,造成临床诊疗失误。因此,须采用与成人不同的评估工具。

(1) FLACC 量表,该法适用于 2 个月至 7 岁儿童,见表 2.18.3。

表 2.18.3　FLACC 量表

项目(得分)	0	1	2
面部表情(face)	无特定表情或笑容	偶尔面部扭曲或皱眉	持续颤抖下巴,紧缩下颚,紧皱眉头
脚步活动(legs)	正常体位或放松状态	不适,无法休息,肌肉或神经紧张,肢体间断弯曲/伸展	踢或拉直腿,高张力,扩大肢体弯曲/伸展,发抖
体位(acitivity)	安静平躺,正常体位,可顺利移动	急促不安,来回移动,紧张,移动犹豫	卷曲或痉挛,来回摆动,头部左右摇动,揉搓身体某部位
哭闹(cry)	不哭不闹	呻吟或啜泣,偶尔哭泣,叹息	不断哭泣,尖叫或抽泣,呻吟
可安慰度(consolability)	平静的,满足的,放松的,不要求安慰	可通过偶尔身体接触消除疑虑,分散注意	安慰有困难

评估总分:0 为放松、舒服;1~3 为轻微不适;4~6 为中度疼痛;7~10 为严重疼痛,不适或两者兼有。

(2) CRIES 量表,该法适用于新生儿及婴儿,见表 2.18.4。

表 2.18.4　CRIES 量表

项目	0 分	1 分	3 分
哭闹	无(或非高声哭)	高声哭,可安慰	高声哭,不可安慰
$SpO_2 > 95\%$ 所需氧浓度	无	<30%	>30%
生命体征	心率和平均血压≤术前值	心率和平均血压增高但幅度<术前值的 20%	心率和平均血压增高但幅度>术前值的 20%
面部表情	无痛苦表情	痛苦表情	痛苦表情伴呻吟
睡眠障碍	无	频繁觉醒	不能入睡

注:用于评估足月儿、胎龄>32 周的早产儿疼痛评分,总分为 10。

二、疼痛病史的采集

(1) 一般资料(性别、年龄、职业、婚否等)。

(2) 发病的原因或诱因:如天气、运动、过劳、情绪等。

（3）病程：疼痛时间，治疗经过及效果等。

（4）疼痛部位、性质、持续时间、发作频率、伴随症状、加重缓解方式。

（5）既往史：有无相关疾病、外伤史、药物过敏史等。

（6）个人史和家族史：烟酒嗜好，饮食习惯，家族遗传病史等。

三、疼痛病人的体格检查

1. 颈项部检查

（1）颈椎正常活动范围（图2.18.4）。

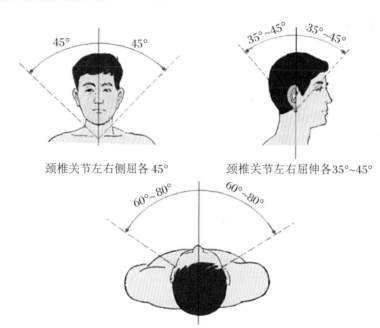

颈椎关节左右侧屈各45°　　　颈椎关节左右屈伸各35°~45°

颈椎关节左右旋转各60°~80°

图 2.18.4　颈椎活动度

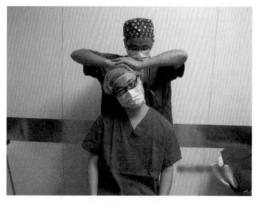

图 2.18.5　压顶试验

（2）特殊试验。

① 挤压试验、压顶试验（图2.18.5）：令患者头偏向患侧，检查者以左手掌放于患者头顶部，右手握拳轻叩左手背，若出现肢体放射性痛或麻木，表示力量向下传递使椎间孔变小，有根性损害。对根性疼痛厉害者，医者以双手重叠放于头顶，向下加压，即可诱发或加剧症状。原因在于侧弯后加压使患侧椎间孔变小，故神经根受压症状更加明显。

② 前屈旋颈试验（Fenz征）（图2.18.6）：先令患者头颈部前屈，再左右旋转活动，若颈

椎处出现疼痛即为阳性,提示颈椎骨关节病,表明颈椎小关节多有退行性变。

③ 臂丛神经牵拉试验(图2.18.7):令病人尽量做颈部前屈,检查者一手放于头部病侧,做旋向健侧动作,另一手握住患肢腕部,呈反方向牵拉,如有患肢放射痛或放射性麻刺感增重,说明因过度牵拉加重了锁骨上窝部病变软组织的无菌性炎症化学刺激与机械性压迫作用于臂丛神经的结果。

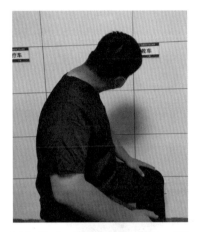

图2.18.6　前屈旋颈试验(Fenz征)

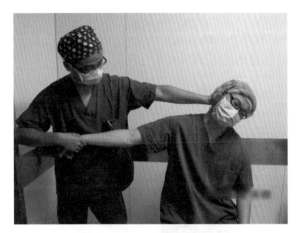

图2.18.7　臂丛神经牵拉试验

④ 深呼吸转颈试验(图2.18.8):患者端坐,两手置于膝部,先比较两侧桡动脉搏动力量,然后让患者尽力后伸颈部做深吸气,并将头转向患侧,同时下压肩部,再比较两侧脉搏或血压,往往患侧脉搏减弱或消失、疼痛加重。相反,抬高肩部,头面转向前方,则脉搏恢复,疼痛缓解。此法主要用于检查有无颈肋和前斜角肌综合征。

⑤ 霍夫曼征(图2.18.9):检查者以右手的食指、中指夹持病人的中指中节,使其腕关节背屈,其他各指处于自然放松的半屈状态,然后检查者以拇指迅速弹刮病人中指指甲,若出现其他各指的掌屈运动,即为霍夫曼征阳性。一侧霍夫曼征阳性,表示该侧腱反射亢进,提示可能有锥体束损害,多见于脊髓病变。两侧阳性,如无其他神经系统体征存在时,则无定位意义,亦不能说明是两侧锥体束病变。

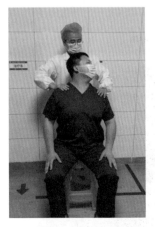

图2.18.8　深呼吸转颈试验

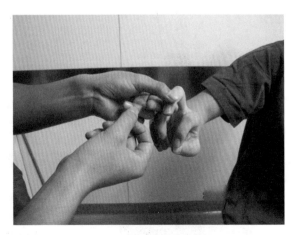

图2.18.9　霍夫曼征

2. 肩及上肢检查

（1）Jobe 试验（empty can test，空罐试验）——冈上肌（图 2.18.10）。

肩外展 90°，然后内旋并向前 30°，前臂旋前拇指尖向下，在此体位上，检查者向下施加阻力，患者上抬抗阻，阳性体征即无力或疼痛；提示冈上肌腱病变、肩撞击综合征。

（2）外旋衰减试验（the external rotation lag sign）（图 2.18.11）。

患者肘关节屈曲 90°，肩关节在肩胛骨平面外展 20°。检查者一只手固定肘关节，另一只手使肩关节外旋达最大程度，然后放松嘱患者自行保持最大外旋。外旋度数逐渐减少者为阳性，提示冈下肌、小圆肌损伤。

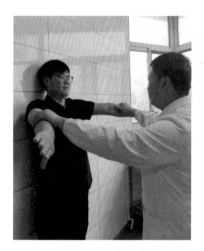
图 2.18.10　空罐试验

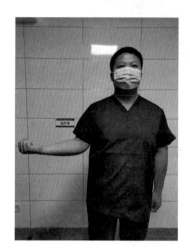
图 2.18.11　外旋衰减试验

（3）抬离试验（lift off test）（图 2.18.12）。

患者将手背置于下背部，手心向后。然后嘱患者将手抬离背部，必要时可以适当给予阻力。若患者的手无法抬离背部，则为阳性，提示肩胛下肌损伤。

（4）疼痛弧试验（图 2.18.13）。

嘱患者肩外展或被动外展患肢，当外展 60°～120°时，冈上肌腱在肩峰下摩擦，肩部出现疼痛为阳性征，这一特定区域的外展痛称疼痛弧。意义：肩袖损伤或撞击综合征。

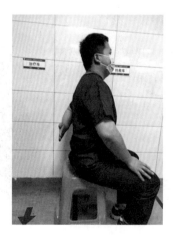
图 2.18.12　抬离试验

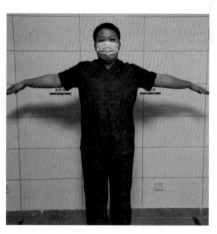
图 2.18.13　疼痛弧试验

（5）Yergason 试验（图 2.18.14）。

Yergason 试验又称肱二头肌抗阻力试验。患者屈肘 90°，检查者一手扶其肘部，一手扶其腕部，嘱患者用力做屈肘及前臂旋后动作，检查者给予阻力，如出现肱二头肌腱滑出，或结节间沟处产生疼痛为阳性征，前者为肱二头肌长头腱滑脱，后者为肱二头肌长头肌腱炎。

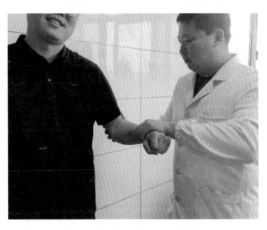

图 2.18.14　Yergason 试验

（6）屈肌紧张试验（图 2.18.15）。

让患者握住检查者的手指（示指至小指），强力伸腕握拳，检查者手指与患者握力对抗。患者出现内上髁部疼痛即为阳性，多见于肱骨内上髁炎。

（7）腕伸肌紧张试验又称 Mill 征（图 2.18.16）。

检查时医者握住患者的肘部，屈肘 90°，前臂旋前位，掌心向下半握拳，另一手握住手背部使之被动屈腕，此时于肱骨外上髁处发生疼痛则为阳性，说明有肱骨外上髁炎。

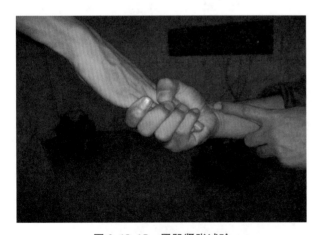

图 2.18.15　屈肌紧张试验

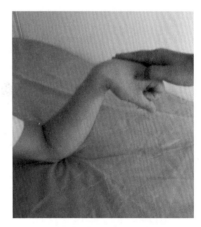

图 2.18.16　Mill 征

（8）拇指屈收试验（图 2.18.17）。

此法让患者将拇指屈曲内收包在掌心中，其余四指呈握拳状压住拇指，使腕关节向尺侧偏歪，若桡骨茎突处疼痛即为阳性，见于桡骨茎突腱鞘炎。

3. 腰、骶、臀部检查

（1）形态：有无侧凸、异常后凸、色素沉着。

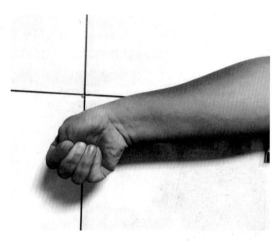

图 2.18.17　拇指屈收试验

（2）功能：前屈 90°，后伸 30°，侧屈、旋转各 30°。

（3）压痛：骶棘肌外缘，棘突上、间，腰部肌纤维组织炎压痛点广泛，深部叩击痛而压痛不明显——结核、椎间盘炎。

（4）腰椎活动范围如图 2.18.18 所示。

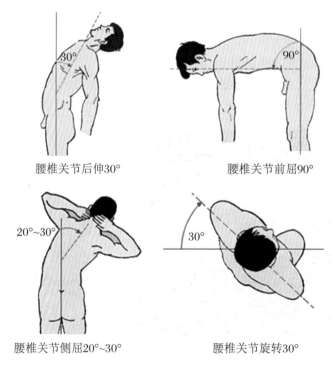

图 2.18.18　腰椎活动范围

（5）特殊试验。

① 仰卧挺腹试验（图 2.18.19）：患者双上肢置于胸前或腹部，以枕及两足跟为支点，挺腹，使腰背离床，若出现腰痛并向下肢放射为阳性；如无痛，可深吸气后屏气 30 秒，患肢出现放射痛为阳性，见于腰椎间盘突出症。

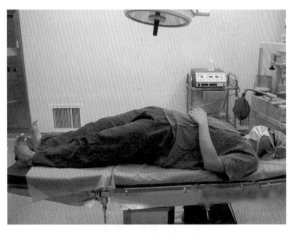

图 2.18.19　仰卧挺腹试验

②　直腿抬高试验(图 2.18.20)：患者仰卧，双下肢伸直，检查者一手压患膝，另一手握住踝部徐徐上举，若上举达不到正常高度(70°～90°)，并出现腰痛和同侧下肢放射痛，即为阳性，见于腰椎间盘突出症。

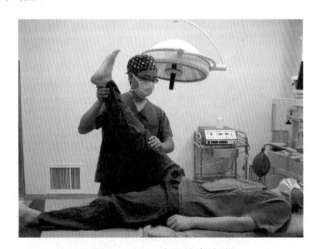

图 2.18.20　直腿抬高试验

③　直腿抬高加强试验(图 2.18.21)：直腿抬高引起疼痛时，被抬高腿降低 5°左右，再突然将足背伸，可引起大腿后侧剧痛，常为腰椎间盘突出症。此法用来区别髂胫束、腘绳肌紧张造成的直腿抬高受限。

④　双侧"4"字征试验(图 2.18.22)：患者仰卧，健侧下肢伸直，患侧屈膝 90°，检查者一手固定骨盆，一手于膝内侧向下压。若骶髂关节痛，则提示骶髂关节劳损、类风湿性关节炎、结核、致密性骨炎；若髋关节疼痛则提示髋关节病变；若耻骨联合部疼痛，则可能为耻骨炎。

⑤　骨盆分离及挤压试验(图 2.18.23)：检查者双手压在患者双侧髂前上棘处，向内挤压或者向外分离骨盆，如骶髂关节疾患，可在腰部出现疼痛，但腰椎间关节疾患则不出现疼痛。

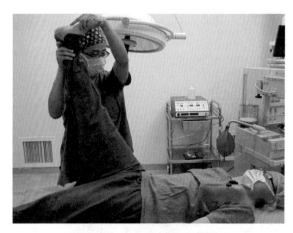

图 2.18.21　直腿抬高加强试验

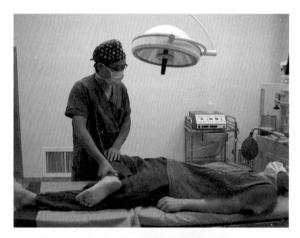

图 2.18.22　双侧"4"字征试验

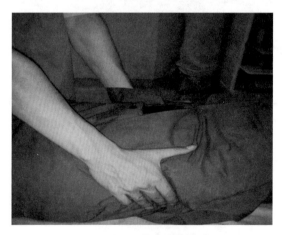

图 2.18.23　骨盆分离试验

⑥ 梨状肌紧张试验(图 2.18.24)：患肢伸直,主动内收内旋,若出现臀部疼痛并沿坐骨神经放射,即为阳性,提示 L4 和/或 L5 神经根损伤,亦见于梨状肌综合征。

⑦ 股神经紧张试验(图 2.18.25)：患者俯卧位,检查者一手固定俯卧位患者的骨盆,另

一手握住踝部，上托大腿后伸，如出现大腿前方放射痛，即为阳性，提示股神经根(L2～L4 神经)受压。

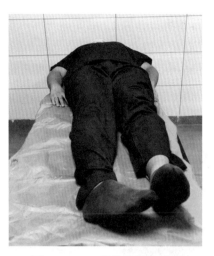

图 2.18.24 梨状肌紧张试验

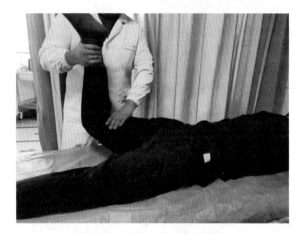

图 2.18.25 股神经紧张试验

⑧ 伸腰试验(图 2.18.26)：患者俯卧位，两下肢伸直，检查者固定其两小腿，让患者双手抱住枕部，自觉腰痛即为阳性，提示可能为腰椎间关节或腰肌病变。

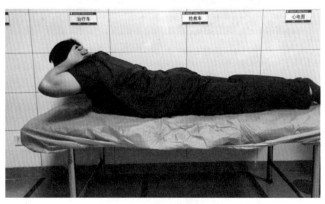

图 2.18.26 伸腰试验

4. 下肢检查

（1）膝腱反射（图 2.18.27）。

双膝屈曲弓起，被检侧腘部置于另一膝上，用叩诊锤叩击检查侧髌韧带，小腿上翘，根据翘起幅度标出膝反射情况，分别标记为减弱（＋），正常（＋＋），活跃（＋＋＋），亢进（＋＋＋＋），消失（－）。如腰椎间盘突出压迫神经根，则膝反射减弱或消失。但正常人膝反射也可减弱或消失。

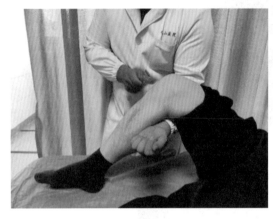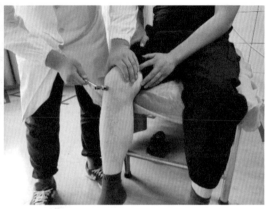

图 2.18.27　膝反射

（2）足背伸肌力和跖屈肌力（图 2.18.28）。

足的背伸肌力减弱提示 L5 神经根受压，足趾的跖屈肌力减弱提示 S1 神经根受压。

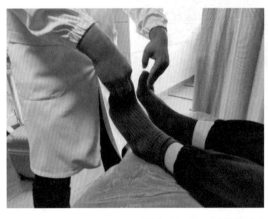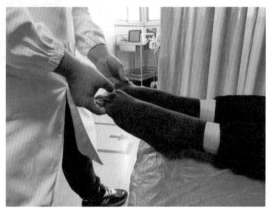

图 2.18.28　足背伸肌力（左图）和跖屈肌力（右图）

（3）跟腱反射（图 2.18.29）。

患者俯卧位屈膝 90°，检查者左手压住足底前端，同时叩击跟腱处，出现腓肠肌收缩，足向跖面屈曲。根据跖屈活动大小，分别标记为减弱（＋），正常（＋＋），活跃（＋＋＋），亢进（＋＋＋＋），消失（－）。如腰椎间盘突出压迫神经根，则跟腱反射减弱或消失。但正常人跟腱反射也可减弱或消失。

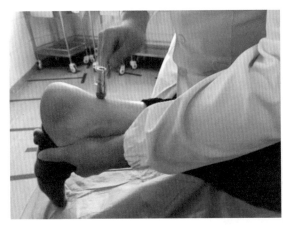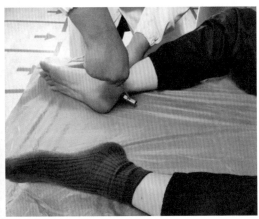

图 2.18.29　跟腱反射

（4）下肢病理反射（图 2.18.30）。

巴宾斯基征（Babinski sign）：患者仰卧，髋、膝关节伸直，检查者左手握踝上部固定小腿，右手持钝尖的金属棒自足底外侧从后向前快速轻划至小趾根部，再转向拇趾侧。正常出现足趾向跖面屈曲，称巴宾斯基征阴性；如出现趾背屈，其余足趾呈扇形展开，称巴宾斯基征阳性。

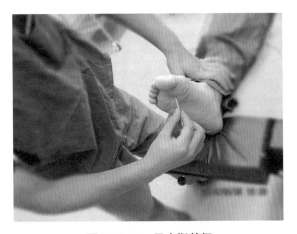

图 2.18.30　巴宾斯基征

四、疼痛病人的影像学检查

1. 颈椎病

颈椎病是指颈椎椎间盘退行性改变及其继发的相邻结构病理改变累及周围组织结构（神经、血管等），并出现与影像学改变相应的临床表现的疾病。

根据不同组织结构受累而出现的不同临床表现，可将颈椎病分为颈型颈椎病、神经根型颈椎病、脊髓型颈椎病和其他型颈椎病。其中其他型包括既往分型中的椎动脉型和交感型颈椎病。颈椎退变的原因及类型如图 2.18.31 所示。

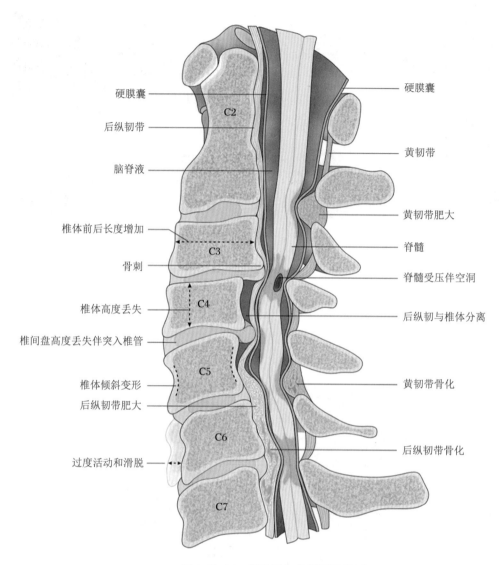

图 2.18.31　颈椎退变的原因及类型

（1）颈型颈椎病。

颈型颈椎病实际上是各型颈椎病的早期阶段，也是最常见的一型，以青壮年居多，现在逐渐年轻化。

该病晨起时发病多见，与枕头较高或睡姿不当有关，也常常发生于长时间低头工作或学习后。以枕、颈、肩部酸、痛、胀等不适感为主，尤其是患者常诉头颈不知放在何处位置为好，约半数患者颈部活动受限或被迫体位。

查体多可见颈部肌肉僵硬，生理曲度减弱或消失，可伴颈后部明显压痛（图 2.18.32、图 2.18.33）。

（2）颈椎病 X 线检查的特点。

① 生理曲度变浅、消失或反向成角。

② 椎间隙变窄，椎体相对缘硬化，前后缘增生。

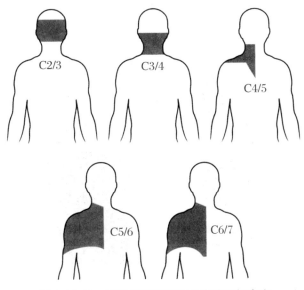

图 2.18.32　颈椎椎间盘退变对应的颈部疼痛

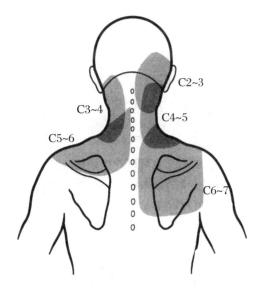

图 2.18.33　颈椎小关节退变对应的颈部疼痛

③ 椎间孔变小或呈"8"字形。

④ 项韧带、前后纵韧带钙化。

⑤ 钩椎关节不对称。

当椎间孔的内侧壁(钩椎关节)和外侧壁(椎间关节)出现增生或移位时,即可刺激到椎间孔内的神经根。

颈椎正位片、侧位片、斜位片及颈椎病患者的 X 片如图 2.18.34～图 2.18.37 所示。

2. 腰椎间盘突出症

腰椎间盘突出症的 X 线检查的特点有:

① 腰椎生理前凸变浅或消失,可出现腰椎侧凸。

② 病变椎间隙变窄，前后等宽或前窄后宽，左右间隙不等。

③ 病变椎间隙的椎体相对缘可有硬化和唇样增生。

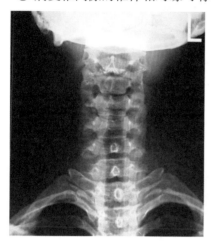

图 2.18.34　颈椎正位片

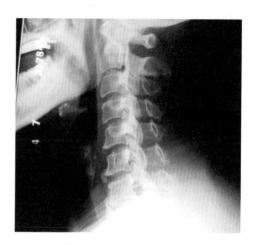

图 2.18.35　颈椎侧位片

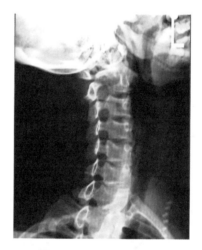

图 2.18.36　颈椎斜位片

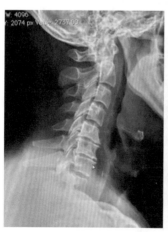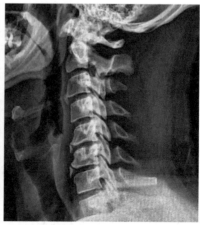

图 2.18.37　颈椎病患者的 X 片

腰椎正位及侧位片如图 2.18.38 所示。

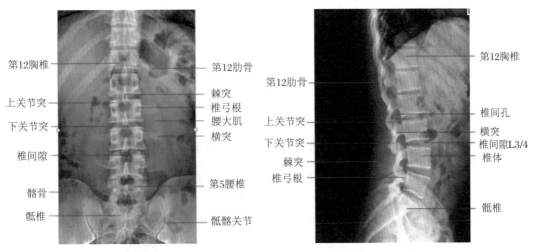

图 2.18.38　腰椎正位及侧位片

3. 椎体压缩性骨折

骨质疏松性椎体压缩骨折(osteoporotic vertebral compression fractures,OVCFs)是指由于原发性骨质疏松症导致脊柱椎体骨密度和骨质量下降,骨强度减低,椎体在轻微外伤甚至没有明显外伤的情况下即发生压缩骨折,以胸/腰背部疼痛为主,伴或不伴下肢神经症状。

按照目视半定量判定法,可以分为Ⅲ度(图 2.18.39),具体分类方法如下:首先说分度标准,压缩程度是以椎体前缘高度占后缘高度的比值来计算的。例如,如果椎体后缘为 3 cm,而椎体前缘只有 2 cm,此时压缩程度就是 1/3。

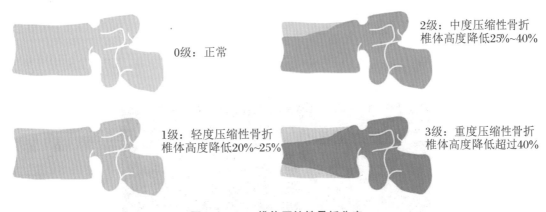

0级:正常

2级:中度压缩性骨折
椎体高度降低25%~40%

1级:轻度压缩性骨折
椎体高度降低20%~25%

3级:重度压缩性骨折
椎体高度降低超过40%

图 2.18.39　椎体压缩性骨折分度

Ⅰ度是指压缩 1/3 的骨折,为轻度。Ⅱ度是指压缩达到 1/2 的骨折,为中度。Ⅲ度是指压缩达到 2/3 或以上的骨折,为重度。随着压缩程度的加重,Ⅱ度以及Ⅲ度压缩性骨折还通常会伴有椎体后方棘韧带的撕裂。

(1) X 线检查。

椎体压缩骨折时,有楔形变或"双凹征"改变,伴骨小梁稀疏,部分可表现为椎体内"裂隙征"或假关节形成。

基于胸腰椎侧位 X 线片,采用 Genant 目视半定量判定法对椎体骨折程度进行分型。

（2）MRI 检查。

MRI 是鉴别 OVCFs 是否愈合的重要方法（图 2.18.40）。陈旧性椎体骨折可见椎体压缩,不伴椎体信号改变。

导致疼痛的骨折责任椎体通常在 MRI 上显示椎体水肿,在 T1 加权像（T1WI）表现为低信号,T2 加权像（T2WI）为低信号或混杂信号,脂肪抑制序列显示高信号。

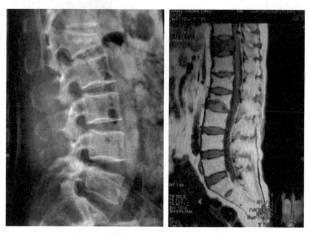

图 2.18.40　椎体压缩性骨折 X 线检查（左图）及 MRI 检查（右图）

五、椎间盘突出的 CT 表现及 MRI 特点

1. 颈椎病

正常颈椎 MRI 表现（图 2.18.41）：

① 椎体：在 T1WI 上高信号,信号高于骨皮质而低于皮下脂肪,在 T2WI 上呈中等至低信号,稍高于骨皮质,在部分翻转梯度回波序列上呈低信号。

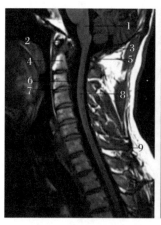
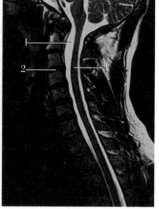

图 2.18.41　正常颈椎 MRI

②椎间盘:在 T1WI 上呈低信号,髓核 T1WI 上呈低信号,T2WI 上呈高信号,纤维环 T1WI 及 T2WI 上均呈低信号,在椎间盘的后缘与相贴的后纵韧带在信号上不能区分。

③黄韧带位于椎管后方,附着于相邻椎板的前下和后上,两侧在后方中线融合。

(1) 神经根型颈椎病(图 2.18.42～图 2.18.46)。

神经根型颈椎病是较为多见的一种,常发生于 C4～C7,好发节段依次是 C5/6、C6/7 和 C4/5。颈椎病主要表现为从肩部沿着上臂放射至前臂或手指的疼痛、麻木(根性疼痛),夜间易犯病,有时疼痛麻木难忍,严重影响睡眠。

查体:颈部压痛,受累神经根所支配区域感觉改变、肌力减弱,肱二头肌、肱三头肌或桡骨膜反射活跃或减弱消失,也可有臂丛牵拉试验阳性和压顶试验阳性。在神经根型颈椎病中,同节段椎间盘出现问题,常引起下位神经根的受压。比如:C5 神经根病常由 C4～C5 神经根型颈椎病引起。

椎间盘突出 CT 及 MRI 表现:① 矢状面:椎间盘后缘膨大,超出椎体后缘,突出物与椎间盘母体间呈宽颈相连。② 横断面:椎间盘局限性突出,突出的方向、对椎管内容物的压迫情况,继发脊髓及神经根的变化。在 CT 上,突出物为软组织密度影,位于硬膜外,密度高于硬膜囊;硬膜外脂肪间隙可变窄、移位或消失;在 MRI 上,突出物的后缘可见线样的低信号的纤维环外层和后纵韧带。

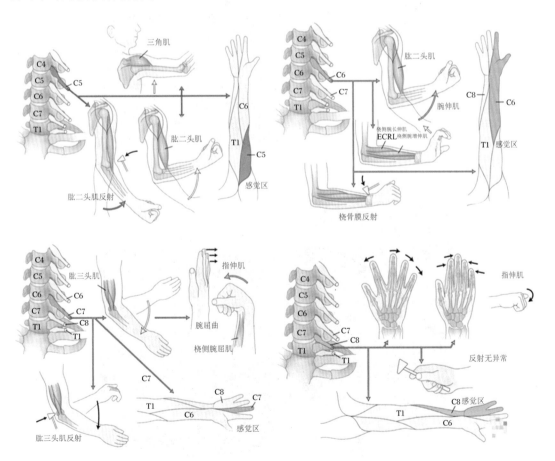

图 2.18.42　C5～C8 神经支配的肌肉及感觉区域

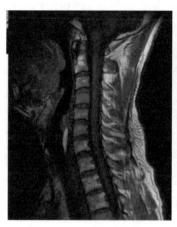
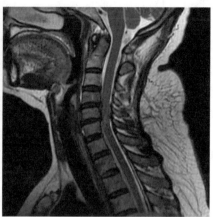

图 2.18.43　颈椎间盘膨出(C5/6 节段)

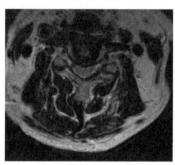
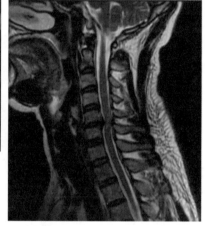

图 2.18.44　颈椎间盘突出的 MRI 图像(C5/6 节段)

横切面

C4/5和颈C5/6节段

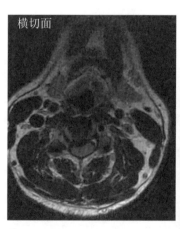
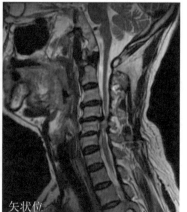

颈椎病椎管狭窄

矢状位

图 2.18.45　颈椎椎管狭窄的 MRI 图像(C4/5、C5/6 节段)

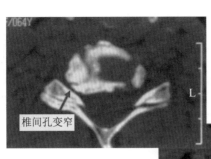

神经根型颈椎病

左：骨窗

右：软组织窗

图 2.18.46 神经根型颈椎病的 CT 图像(横切面)

(2) 脊髓型颈椎病(图 2.18.47、图 2.18.48)。

脊髓型颈椎病相对少见,但是是颈椎病中最严重的一种类型。一旦延误诊治,常发展为不可逆性的神经损害。病程多慢性进展,遇诱因后加重,常有落枕史,部分人有外伤史。

临床表现多为脊髓损害的相应症状,先从下肢双侧或单侧发沉、发麻开始,随之出现行走困难,下肢肌肉发紧,抬步慢,不能快走,重者明显步态蹒跚,呈宽底步态。双下肢协调差,跨越障碍物困难,双足有踩棉花样感觉。自诉颈部发硬,颈后伸时易引起四肢麻木。有时上肢症状可先于下肢症状出现,但一般略迟于下肢。上肢多一侧或双侧先后出现麻木、疼痛。严重者写字困难、饮食起居不能自理,部分有排便、排尿困难。除四肢症状外,往往有胸以下皮肤感觉减退,胸腹部发紧,临床也称为束带感,犹如一个带子勒着胸腹部。

体征最明显的是四肢张力升高,下肢多明显,多呈双侧,也可有病理征阳性,如霍夫曼征。影像学多表现为脊髓明显受压的征象。

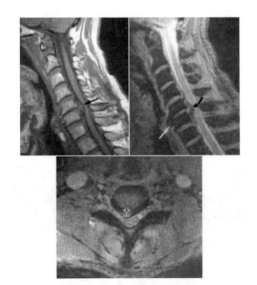

图 2.18.47 脊髓型颈椎病 MRI 表现(C5/6 节段)

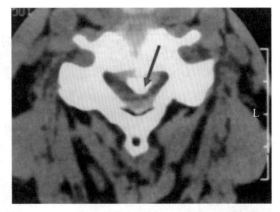

图 2.18.48 脊髓型颈椎病 CT 表现(C3/4、C4/5 节段)

（3）椎动脉型颈椎病（图2.18.49）。

颈椎间盘突出、退变引起椎体不稳，椎体周边及钩椎关节出现骨质增生，进而使椎间孔变小，在颈部活动时，侧方突出的椎间盘、增生的骨刺可能刺激或压迫同侧的椎动脉及其壁上的交感神经纤维，使椎动脉痉挛，血管腔变小，血流发生障碍；若椎基底动脉供血严重不足，可出现头痛、头晕等症状。若双侧均有骨刺或突出的椎间盘，在颈部活动时，可使双侧椎动脉发生完全性、暂时性阻塞，出现突然晕倒。当患者倒地后由于颈部位置发生改变，其血供又会立即恢复。若为血管硬化的老年人，加上颈椎有前述病变，更容易出现椎动脉型颈椎病。

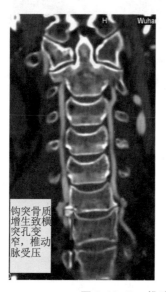
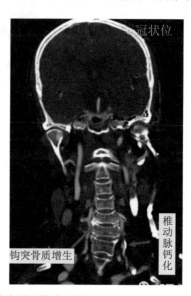

图2.18.49　椎动脉型颈椎病（冠状位）

2. 腰椎间盘突出

（1）正常腰椎及椎间盘的CT表现（图2.18.50）。

① 椎管构成前壁为椎体和椎间盘，侧壁为椎间孔、椎弓根和小关节，后壁为椎板和黄韧带。

② 椎管内容位于中心圆形中等信号的是硬膜囊，其前、后方的低信号区分别是硬膜囊前间隙和硬膜囊后间隙，其侧方为侧隐窝，此为神经根穿出硬膜囊进入椎间孔的通道。

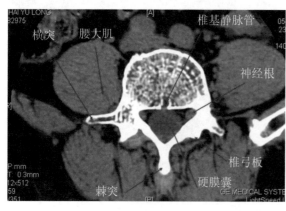
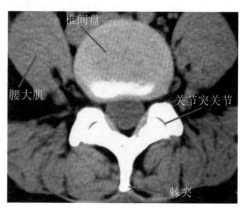

图2.18.50　正常腰椎（左）及椎间盘（右）的CT表现

（2）腰椎间盘突出类型（图 2.18.51、图 2.18.52）。

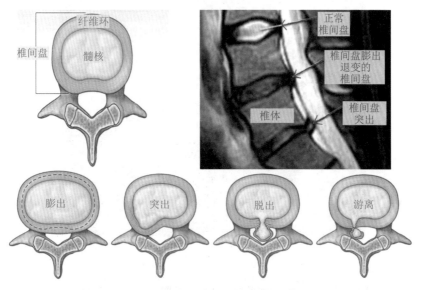

图 2.18.51 腰椎间盘突出类型（按突出程度）

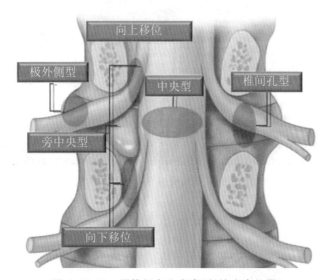

图 2.18.52 腰椎间盘突出类型（按突出位置）

（3）椎间盘突出症的 CT 表现（图 2.18.53～图 2.18.55）。

① 椎间盘向后和（或）侧方突出，个别可突出到椎间孔或椎间孔外。

② 侧隐窝饱满，神经根淹没，或神经根受突出间盘的压迫刺激，水肿变粗。

③ 硬膜囊前间隙消失，硬膜囊受压变形。

④ 突出的椎间盘内可出现点状和（或）块状高密度影，为椎间盘钙化征象。

（4）腰椎间盘突出症的 MRI 特点（图 2.18.56、图 2.18.57）。

① 椎间盘退变：椎间盘信号由高变低，失去正常夹层样结构，在 T2 加权像上椎间盘中央信号减低明显。

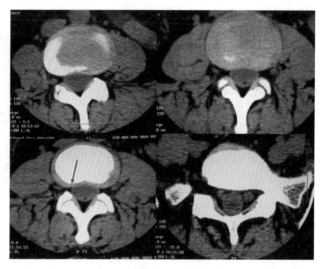

图 2.18.53　腰椎间盘膨出

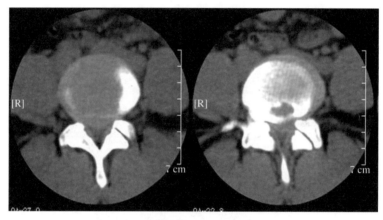

图 2.18.54　腰椎间盘突出及许莫氏结节

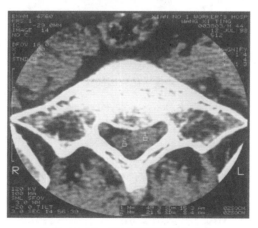

图 2.18.55　游离型腰椎间盘突出

②椎间盘膨出:变性椎间盘的纤维环完整,超出椎体终板的边缘或向后膨出部分不超

过 4 mm。

③ 椎间盘突出:高信号的髓核突出于低信号的纤维环之后,其突出部分仍与髓核母体相连。

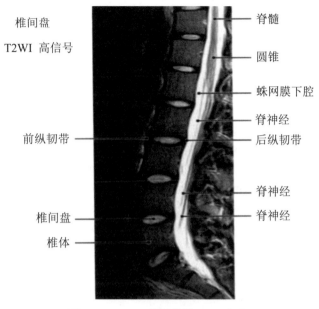

图 2.18.56　正常腰椎的 MRI 表现

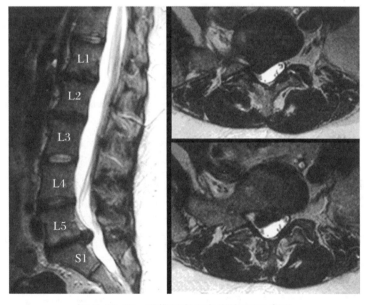

图 2.18.57　腰椎间盘突出症的 MRI 表现

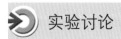实验讨论

患者,女性,47 岁,已婚,从事财会工作 10 余年。主诉:右侧腰腿部疼痛 3 年,加重 3 个

月。如何就该病例进行病史采集和体格检查？

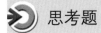 **思考题**

（1）临床上常用的疼痛定量评估方法有哪几种？
（2）颈椎病患者的特殊体检方法有哪些？

参考文献

［1］ Price D D. MeGrath P A,Rafii A,et al. The validation of visual analogue scales as ratio scale measures for chronic and experimental pain[J]. Pain,1983,17(1):45-56.

［2］ Farrar J T , Young J P Jr , LaMoreaux L ,et al. Clinical importance of changes in chronic pain intensity measured on an 11-point numerical pain rating scale [J]. Pain,2001,94(2):149-158.

［3］ Ohnhaus E E,Adler R. Methodological problems in the measurement of pain:a comparison between the verbal rating scale and the visual analogue scale[J]. Pain,1975,1(4):379-384

［4］ Hicks C L,von Baeyer C L,Spafford P A,et al. The faces pain scale revised: toward a common metric in pediatric pain measurement [J]. Pain,2001,93(2):173-183.

［5］ 李君,冯艺,韩济生,等.中文版简版 McGill 疼痛问卷-2 的制定与多中心验证[J].中国疼痛医学杂志,2013,19(1):42-46

［6］ 万丽,赵晴,陈军,等. 疼痛评估量表应用的中国专家共识(2020 版)[J]. 中华疼痛学杂志,2020,16(3)：177-187.

［7］ 何星蓉,郑显兰,柯淞淋,等. 基于 3 个英文版新生儿疼痛量表评估新生儿术后疼痛的信度和效度研究[J]. 中国循证儿科杂志,2021,16(3)：186-191.

［8］ Badhiwala J H , Ahuja C S , Akbar M A ,et al. Degenerative cervical myelopathy - update and future directions[J]. Nat. Rev. Neurol. ,2020,16:108-124.

［9］ Grubb S A,Kelly C K. Cervical discography:clinical implications from 12 years of experience[J]. Spine(Phila Pa 1976),2000,25:1382-1389.

［10］ Dwyer A,Aprill C,Bogduk N. Cervical zygapophyseal joint pain patterns. I:A study in normal volunteers[J]. Spine(Phila Pa 1976),1990,15:453-457.

［11］ Genant H K , Wu C Y , Kuijk C V ,et al. Vertebral fracture assessment using a semiquantitative technique[J].J. Bone Miner. Res. ,1993,8:0.

［12］ Rao R D , Currier B L , Albert T J ,et al. et al. Degenerative cervical spondylosis:clinical syndromes, pathogenesis, and management[J].J. Bone Joint. Surg. Am. ,2007,89:1360-1378.

（文怀昌 宋 康 董梦娟）

实验十九　神经阻滞疗法

实验目的

(1) 掌握:临床常见的神经阻滞疗法的解剖定位及操作方法。
(2) 熟悉:神经阻滞疗法的适应证。
(3) 了解:神经阻滞疗法的作用机制及并发症。

实验内容

临床常见的神经阻滞疗法。

实验方法

(1) PPT 讲解及视频播放有关内容。
(2) 超声引导神经阻滞演示。

实验内容

一、神经阻滞疗法的四大作用机制

(1) 阻断疼痛的传导通路。
(2) 阻断疼痛的恶性循环。
(3) 改善血液循环。
(4) 抗炎症作用。

二、神经阻滞疗法的主要适应证

(1) 全身:带状疱疹后神经痛、退行性脊椎病、癌痛等。
(2) 头部:偏头痛、紧张性头痛、丛集性头痛等。
(3) 面部:三叉神经痛、舌咽神经痛等。
(4) 颈肩部及上肢:颈椎病、肩周炎、肱骨外上髁炎、腱鞘炎等。

（5）胸背部：肋间神经痛、肋软骨炎等。

（6）腰部及下肢：各种腰痛、椎间盘突出症、椎管狭窄、坐骨神经痛等。

三、神经阻滞疗法的常用药物

（1）局麻药（如利多卡因、布比卡因、罗哌卡因等）。

（2）糖皮质激素（复方倍他美松、地塞米松等）。

（3）神经营养药（维生素 B_6、维生素 B_{12} 等）。

（4）神经破坏药（无水酒精等）。

（5）阿片类药物。

四、临床常见的神经阻滞疗法

1. 眶上神经阻滞

（1）定位：取坐位或仰卧位。在眼眶上缘中点偏内侧触及切迹（有时出现放射性疼痛），并标记穿刺点（图 2.19.1）。

（2）穿刺：用 5 号穿刺针经标记点抵眶缘骨面，探寻眶上孔及异感，进孔后，针杆固定并时有异感，针深 5 mm 左右，回吸无血即可注药（图 2.19.2）。

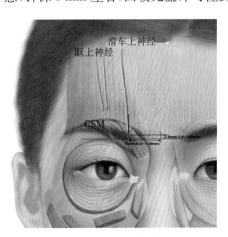

图 2.19.1　眶上神经解剖

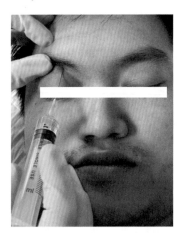

图 2.19.2　眶上神经阻滞

2. 眶下神经阻滞

（1）定位：取坐位或仰卧位，由患侧眼外眦至上唇中点做一连线，再经瞳孔做一垂线，二线交叉点即为穿刺点（图 2.19.3）。

（2）操作方法：消毒后用手按住眶下缘，另一手持 5 号短齿科针朝后上方进入，针尖抵骨面后探寻眶下孔，当针尖有落空感并出现面部异感时，证实进入眶下孔针杆固定，回抽无血即可注药（图 2.19.4）。

3. 颏神经阻滞

（1）定位：下齿槽神经通过下颌管出颏孔后为颏神经。颏孔在下颌骨降支中点上下缘间，外上方有一凹陷，取平卧位并标记（图 2.19.5）。

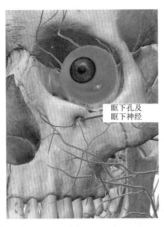

图 2.19.3　眶下神经解剖

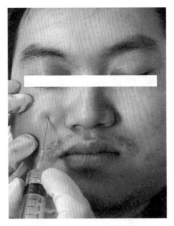

图 2.19.4　眶下神经阻滞

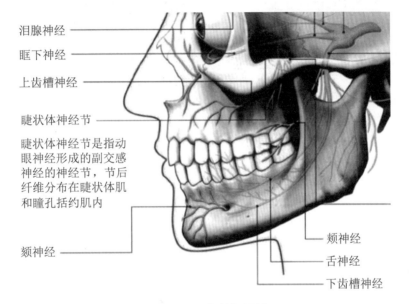

泪腺神经

眶下神经

上齿槽神经

睫状体神经节

睫状体神经节是指动
眼神经形成的副交感
神经的神经节，节后
纤维分布在睫状体肌
和瞳孔括约肌内

颏神经

颊神经

舌神经

下齿槽神经

图 2.19.5　颏神经解剖

（2）操作方法：一手触及颏孔凹陷处，另一手持 5 号齿科针与皮肤呈 45° 角进针，滑至孔口处可出现异感，即可注药（图 2.19.6）。

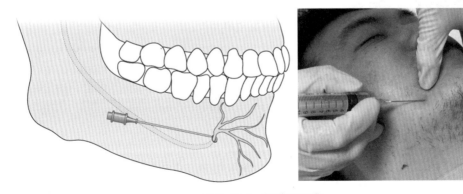

图 2.19.6　颏神经阻滞

图片来源：https://www.pijn.com/sites/pijn/files/98497/mentalis_inj.png

99

4．三叉神经半月节阻滞

（1）体位：患者平卧位，头取中立位，双眼正视天花板。

（2）穿刺点：经眶外缘的垂线与同侧口角的水平线的交点（图2.19.7）。

（3）穿刺方法：用7号长针经进针点快速进入皮肤，沿既定方向缓进，抵颅底蝶骨平台卵圆孔附近，试探入孔。当进孔时有落空及韧性阻力感，并出现强烈激惹性疼痛（图2.19.8）。

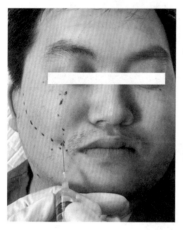

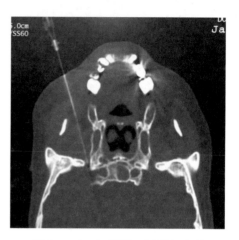

图2.19.7　三叉神经阻滞定位及穿刺路径　　图2.19.8　CT引导三叉神经穿刺

5．枕大神经阻滞

（1）解剖定位：① 枕大神经由C2神经后支神经纤维组成，少量来源于C3，穿过枕动脉走行的上项线正下方筋膜，支配后内侧头皮，向前可达头顶部。② 枕小神经由C2和C3腹支神经纤维组成，沿胸锁乳突肌后缘向上走行，分出皮支支配后外侧头皮及耳廓（图2.19.9、图2.19.10）。

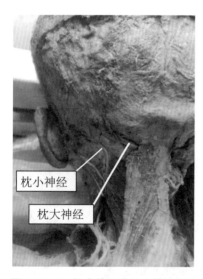

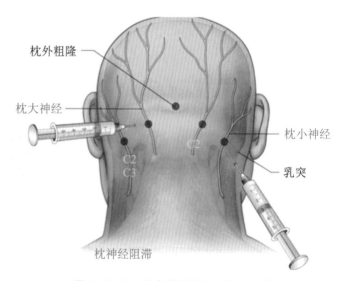

图2.19.9　枕大神经及枕小神经解剖　　图2.19.10　枕大神经及枕小神经阻滞

图片来源：https://media.springernature.com/lw685/springer-static/image/chp%3A10.1007%2F978-3-030-85047-0_51/Media-aObjects/209926_2_En_51_Fig1_HTML.jpg

（2）操作方法：患者取坐位，颈椎向前弯曲使前额靠在铺有头垫的床沿或椅背，在上项线水平触及枕动脉，沿枕动脉内侧垂直穿刺，至枕骨外膜，轻微向上方调整针尖位置，回抽无血，扇形注射 5 mL 药物，向外侧和下方调整可阻滞枕小神经和部分枕大神经浅支（图 2.19.11）。

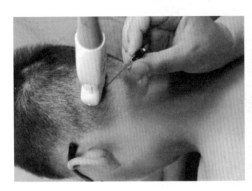
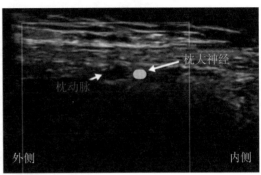

图 2.19.11　超声引导枕大神经阻滞

6. 舌咽神经阻滞

（1）解剖定位：舌咽神经起源于延髓外侧面，经颈静脉孔，同迷走神经、副神经出颅，形成舌咽神经干神经节。出颅后分出交通支，与交感神经节、迷走神经和面神经联系。分支包括：分布于颈动脉窦晕厥的压力感受器和分布于颈动脉体的化学感受器的窦神经；支配咽部黏膜感觉的咽神经；分布于腭扁桃体上部和软腭邻近部位黏膜扁桃体神经；分布于舌体后 1/3 和黏膜及会厌前黏膜的舌支（图 2.19.12、图 2.19.13）。

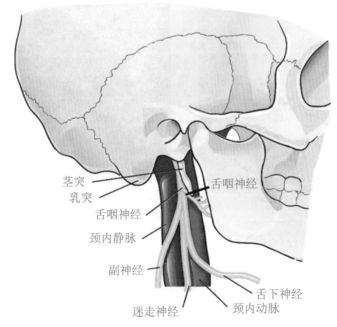

图 2.19.12　舌咽神经解剖

图片来源：https://clincasequest.academy/wp-content/uploads/sites/5/2023/12/img02-4.jpg

（2）操作方法：患者侧卧，取乳突前缘、紧靠外耳道下部为穿刺点。消毒后用 7 号短针垂直刺入 2～2.5 cm 可触及茎突，然后沿茎突后缘刺入 0.5～1 cm。注射无阻力、回抽无血，注射 1%利多卡因 1~2 mL(图 2.19.14、图 2.19.15)。

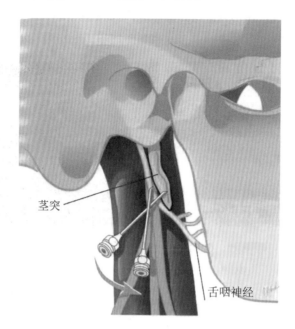

图 2.19.13　舌咽神经阻滞

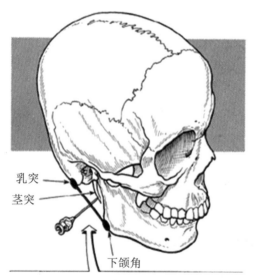

图 2.19.14　舌咽神经穿刺定位及路径

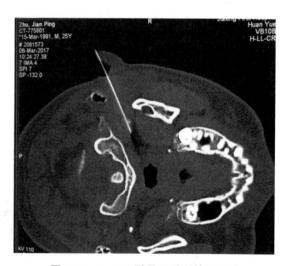

图 2.19.15　CT 引导下舌咽神经阻滞

7．膈神经阻滞

(1)解剖:位于前斜角肌前面,椎前筋膜深面,由第 3~5 颈神经前支组成,向内下方斜降下行;其前方有胸锁乳突肌、肩胛舌骨肌中间腱、颈内静脉、颈横动脉和肩胛上动脉;左侧前方还邻接胸导管;内侧有颈升动脉上行。该神经在颈根部经胸膜顶的前内侧,迷走神经的外侧,穿锁骨下动、静脉之间进入胸腔(图 2.19.16)。

(2)体位:患者去枕仰卧位,头转向对侧。

(3)体表定位:先令患者抬头,使胸锁乳突肌显露清楚,在胸锁乳突肌锁骨头的外侧缘,距锁骨 2.5～3 cm 处为进针点,做好标记,于此点外侧后面可触及前斜角肌(图 2.19.17)。

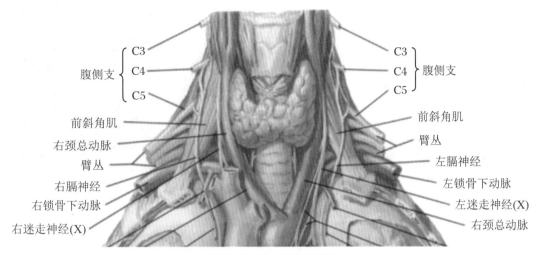

图 2.19.16 膈神经解剖

图片来源:https://www.dailyartmagazine.com/wp-content/uploads/2020/07/netter2-937x1024.jpg

https://enfermeria.top/img/anatomia/pared-corporal/nervio-frenico.jpg

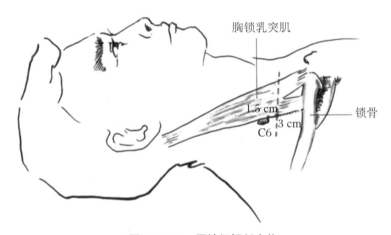

图 2.19.17 膈神经解剖定位

戴无菌手套,常规皮肤消毒,在穿刺标记处做局麻皮丘。采用 4～5 cm 长的 7 号穿刺针。穿刺时术者用左手拇指、示指捏起胸锁乳突肌,右手持穿刺针经皮丘沿胸锁乳突肌和前斜角肌的肌间沟平行、缓慢进针,在胸锁乳突肌下面向后内方向刺入深度 2.5～3 cm,出现刺破浅筋膜的感觉,同时可有阻力消失即可,不用刻意寻找异常感。回吸无血、无气和脑脊液即可注入 1% 利多卡因 8～10 mL 或 0.25% 布比卡因 6～8 mL。应用神经定位刺激器进行阻滞时,当穿刺针进至膈神经附近(针尖接近膈神经)时,可诱发穿刺侧膈肌抽动,表明穿刺成功,即可注药(图 2.19.18、图 2.19.19)。

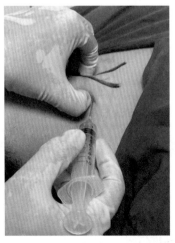

图 2.19.18 膈神经阻滞操作示意图

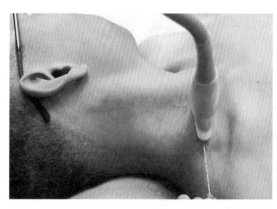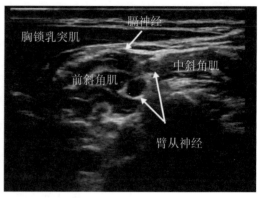

图 2.19.19　超声引导下膈神经阻滞

8. 星状神经节阻滞

（1）解剖定位：由 C7、C8 与 T1 交感神经节融合而成，位于 C7～T1 横突与椎弓根移行部前方筋膜内，呈卵圆形，大小约为 1 cm×2 cm×0.8 cm。其节后神经纤维几乎分布于所有头颈、颅内、上肢以及胸腔脏器（图 2.19.20）。

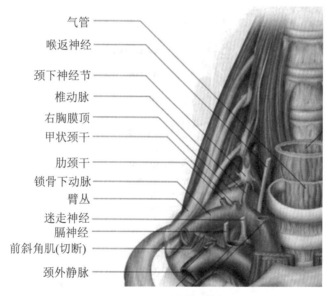

图 2.19.20　星状神经节解剖

（2）操作方法：有多种，最常用的为前入法，即气管旁接近法。患者取仰卧位，头正中后仰。消毒后，一手食指尖将气管和食道推向内侧，而将胸锁乳突肌和颈鞘推向外侧，于胸锁关节上两横指处，将食指指腹下压，可及骨质感，即为 C7 横突基部，用 5 号长齿科针垂直进针，直抵骨质后，后退 1～2 mm 后，回吸无血/液即可注药（图 2.19.21～图 2.19.23）。

9. 臂丛神经阻滞（肌间沟入路）

（1）解剖定位：臂丛神经由 C5～C8 和 T1 脊神经前支构成，有时有 C4 和 T2 小分支参与。出椎间孔后混成三个干，在肌间沟、锁骨上和相对成集束。故臂丛神经阻滞入路多于此三处进行穿刺（图 2.19.24）。

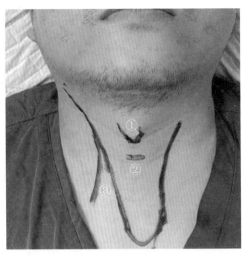

图 2.19.21　星状神经节体表定位

① 甲状软骨；② 环状软骨；③ 胸锁乳突肌

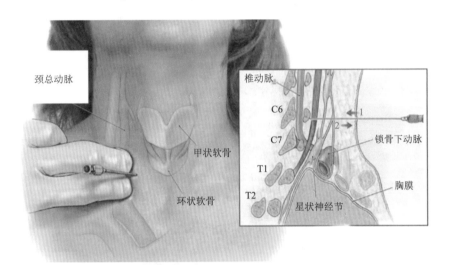

图 2.19.22　星状神经节阻滞操作

图片来源：https://i.pinimg.com/originals/de/1c/de/de1cde9dd70756c4d1aaa3615d9843f1.jpg

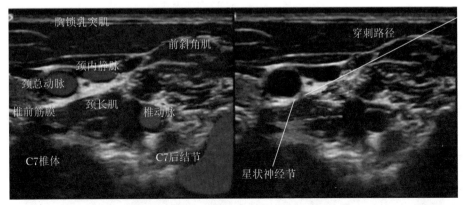

图 2.19.23　超声引导下星状神经节阻滞

105

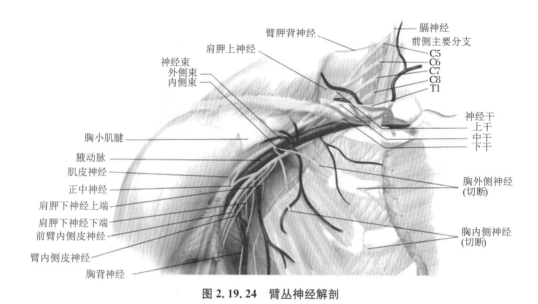

膈神经
前侧主要分支
C5
C6
C7
C8
T1
臂胛背神经
肩胛上神经
神经束
外侧束
内侧束
神经干
上干
中干
下干
胸小肌腱
腋动脉
肌皮神经
正中神经
肩胛下神经上端
肩胛下神经下端
前臂内侧皮神经
臂内侧皮神经
胸背神经
胸外侧神经
(切断)
胸内侧神经
(切断)

图 2.19.24 臂丛神经解剖

（2）操作方法（肌间沟法）：患者仰卧位，头略后仰偏向对侧。取前中斜角肌间沟，沿此沟向下可触及搏动的锁骨下动脉，在搏动点上方约 1 cm 处朝内、后、下方向进针，突破筋膜后稍进针可诱发异感，回抽无血/液即可注药（图 2.19.25、图 2.19.26）。

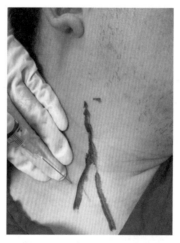

图 2.19.25 肌间沟入路臂丛阻滞

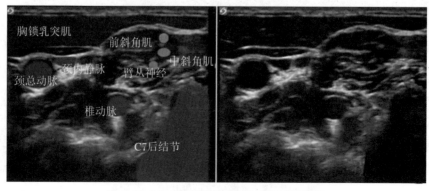

胸锁乳突肌
前斜角肌
中斜角肌
颈内静脉
臂丛神经
颈总动脉
椎动脉
C7后结节

图 2.19.26 超声引导肌间沟臂丛神经阻滞

10. 颈丛神经阻滞

(1) 解剖:定位颈丛的分支有浅支和深支。浅支由胸锁乳突肌后缘中点附近穿出,位置表浅,散开行向各方,其穿出部位是颈浅丛的阻滞点(图 2.19.27~图 2.19.30)。主要的浅支有:① 枕小神经(C2)沿胸锁乳突肌后缘上升,分布于颈部及耳廓背面上部的皮肤。② 耳大神经(C2、C3)沿胸锁乳突肌表面行向前上,全耳廓及其附近的皮肤。③ 颈横神经(C2、C3)横过胸锁乳突肌浅面向前,分布于颈部皮肤。④ 锁骨上神经(C3、C4)有 2~4 支行向外下方,分布于颈侧部、胸壁上部和肩部的皮肤。颈丛深支主要支配颈部深肌、肩胛提肌、舌骨下肌群和膈肌。

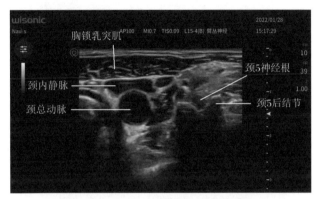

图 2.19.27　超声引导颈 5 神经根阻滞

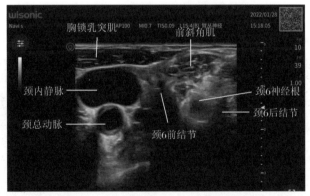

图 2.19.28　超声引导颈 6 神经根阻滞

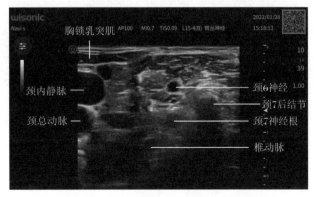

图 2.19.29　超声引导颈 7 神经根阻滞

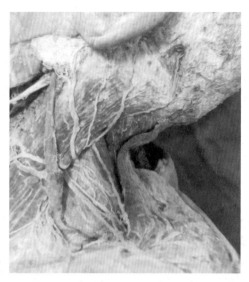

图 2.19.30　颈丛解剖示意图

（2）操作方法：① 三点法颈深丛阻滞：患者去枕平卧，头偏向对侧，双上肢自然平放于身体两侧。麻醉医师站在患侧，嘱患者做抬头运动，显露胸锁乳突肌，定其后缘中点或后缘与颈外静脉交叉点为 C4 穿刺点；乳突尖下方 1.5 cm，胸锁乳突肌后缘定为 C2 穿刺点；C2 与 C4 连线中点即为 C3 穿刺点。每点注药 3~4 mL。② 颈浅丛阻滞：左手食指或拇、食指固定皮肤，右手持 7G 针头在 C4 点垂直皮肤进针，遇有轻度筋膜落空感即达胸锁乳突肌的肌膜下，注药 8~10 mL。③ 改良一点法颈深丛阻滞：即在 C4 穿刺，有骨质感即停止进针，即为 C4 横突，回抽无血或液体注药 6~8 mL，达到同样效果（图 2.19.31、图 2.19.32）。

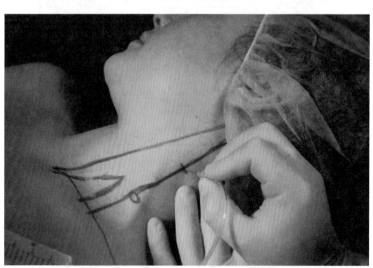

图 2.19.31　颈浅丛及颈深丛神经阻滞

图片来源：https://slideplayer.com/12940840/78/images/slide_14.jpg

11．肩胛上神经阻滞

（1）解剖定位：肩胛上神经是臂丛神经的一部分，由 C4、C5、C6 颈神经前支组成它穿过肩胛切迹处的纤维管到达冈上窝，支配冈上肌，另一分支继续绕过肩胛颈支配冈下肌，还有感觉支分布到肩关节及其周围结构(图 2.19.33)。

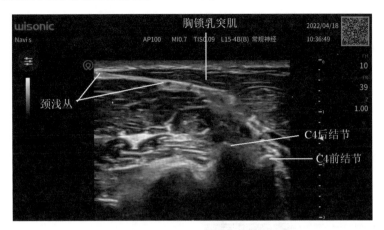

图 2.19.32 超声引导颈浅丛神经阻滞

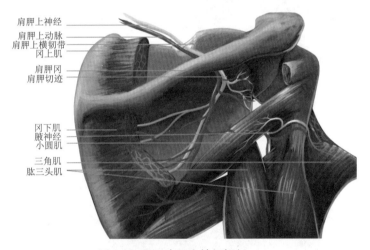

图 2.19.33 肩胛上神经解剖

(2) 操作方法:取自然坐位,双臂放在大腿上,双肩自然平舒,经肩胛冈中点与肩下角做一连线,这条线的冈上 2 cm 处即为穿刺点。经穿刺点用 7 号长针迅速刺入直抵冈上窝,渐向外上方调整进针方向,至出现韧性落空感后则表明已达切迹(图 2.19.34)。

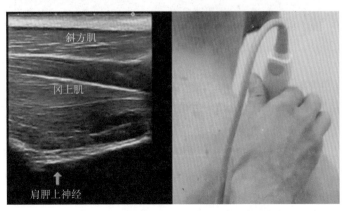

图 2.19.34 超声引导肩胛上神经阻滞

12．肋间神经阻滞

用 3.5 cm 长、7 号短针于拇指、示指间，沿肋骨下缘向头侧约 20°角刺及肋骨，再将针尖向肋缘下移动，再进针 1～2 mm，刺入肋骨下沟，出现阻力消失。回吸无血、无气，注入局麻药 3～5 mL（图 2.19.35、图 2.19.36）。

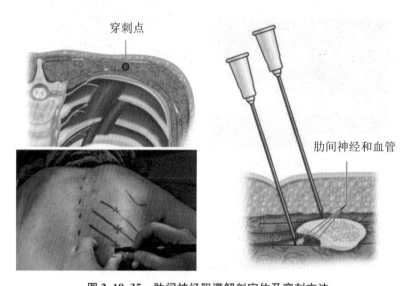

图 2.19.35　肋间神经阻滞解剖定位及穿刺方法

图片来源 https://img.brainkart.com/article/article-Peripheral-Nerve-Blo-p9L.jpg

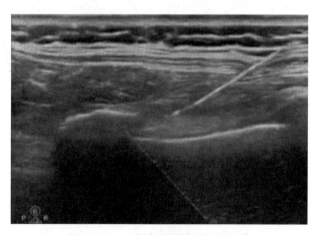

图 2.19.36　超声引导肋间神经阻滞

13．腰丛神经阻滞（腰大肌间隙）

（1）解剖定位：腰丛（lumbar plexus）由第 12 胸神经前支、第 1～4 腰神经前支构成，分支包括髂腹下神经、髂腹股沟神经、生殖股神经、股外侧皮神经、股神经和闭孔神经等，分布于髂腰肌、腰方肌、腹壁下缘与大腿内侧的肌肉和皮肤，小腿与足内侧及大腿外侧的皮肤，以及生殖器等处。腰丛位于腰大肌深面（或肌肉内），腰椎横突的前方，该处称为腰大肌间隙。间隙的前外侧壁即腰大肌，后壁为第 1～5 腰椎横突、横突间肌和横突间韧带，后外侧为腰方肌与部分腰大肌纤维，内侧是 1～5 腰椎椎体和椎间盘的外侧面及起于此面的腰大肌纤维，上界至第 12 肋,向下沿腰骶干与盆腔的骶前间隙相通。腰丛及股神经、闭孔神经、股外侧皮神经的起始部都在此间隙中(图 2.19.37)。

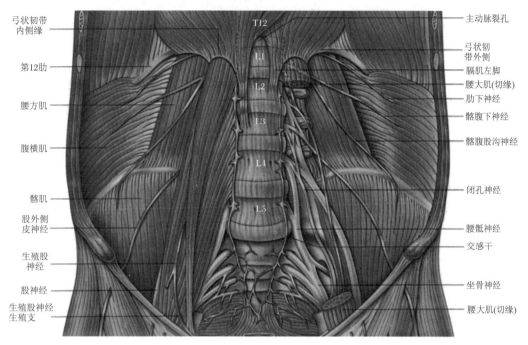

图 2.19.37　腰丛解剖

　　(2) 操作方法(Winnie 法):患者取侧卧位,经髂后上棘画一脊柱的平行线,再画一髂嵴连线,两线相交,交点即为穿刺点。垂直皮肤进针,直达横突退针至皮下,向头侧或尾侧 5度,避开横突,继续进针 1~2 cm(图 2.19.38~图 2.19.40)。

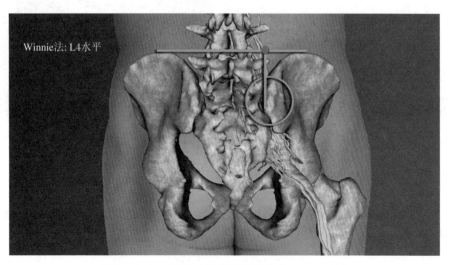

图 2.19.38　腰丛神经阻滞解剖定位(Winnie 法)

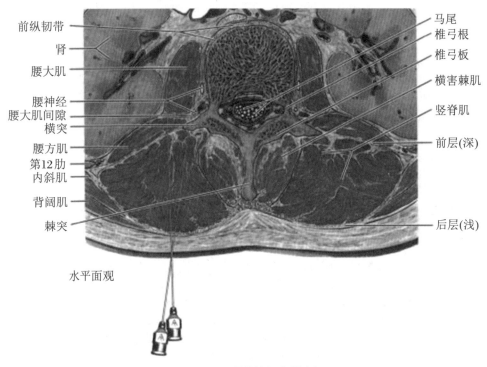

图 2.19.39　腰丛神经穿刺路径

图片来源 https：//slideplayer.com/slide/10499375/35/images/17/Fascia＋thoracolumbalis.jpg

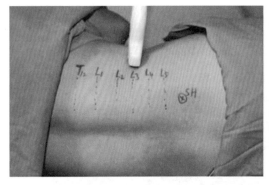 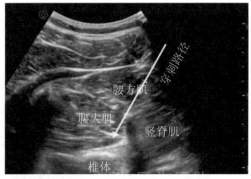

图 2.19.40　超声引导腰丛神经阻滞

1.腰丛神经；　2.竖脊肌；　3.腰方肌；　4.腰大肌；　5.横突

14.腹腔神经丛阻滞

（1）解剖定位：腹腔神经丛位于第一腰椎水平，腹主动脉上方，围绕腹腔动脉和肠系膜上动脉根部（图 2.19.41）。

（2）操作方法：最常用的入路方式为膈肌脚前的腹腔神经丛阻滞术。体位：患者取俯卧位或侧卧位。CT 在 T12～L1 之间横断扫描，层厚为 5 mm，预选最佳进针点和进针方向，穿刺点选在 T12 棘突下缘、中线向外旁开约 4 cm，右约 6 cm 处，用 22～22 G 15 cm 长的细穿刺针按拟定路线双侧穿刺，CT 扫描确定进针位置正确，抽吸无回血后，注入对比剂与局麻药的混合液，再行 CT 扫描核实针尖位置，如对比剂在腹主动脉前方扩散满意，且患者疼痛

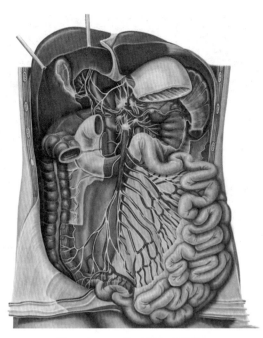

图 2.19.41　腹腔神经丛解剖

图片来源：https://www.kenhub.com/thumbor/s5I2dl3qr_amBEZY4gisNCrT83A
＝/fit－in/800x800/filters：fill（FFFFFF，true）：watermark（/images/logo_url.
png，－10，－10，0）：format（jpeg）/images/anatomy_term/anterior-vagal-trunk-4/
dhk6devkN2WVMpO61NAW7Q_Truncus_vagalis_anterior_02.png

缓解，无异常不适，观察 5～10 分钟后，每侧缓慢注入无水酒精 10～20 mL 与 3～5 mL 对比
剂的混合液，术毕用生理盐水冲洗针拔除（图 2.19.42、图 2.19.43）。

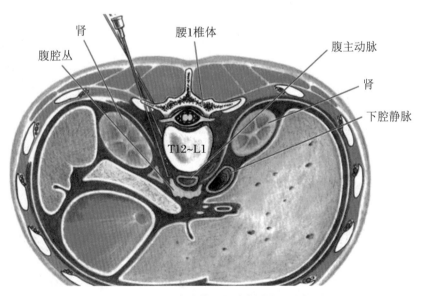

图 2.19.42　腹腔神经丛穿刺路径（后路）

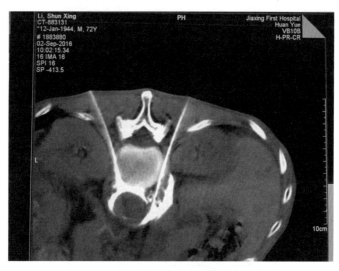

图 2.19.43　CT 引导腹腔神经丛穿刺(后路)

15. 腰交感神经阻滞

（1）操作方法：患者取穿刺侧向上侧卧位，确定相应穿刺棘突正中线，旁开6～7 cm 做局麻皮丘并逐层浸润。用12～14 cm 长的7 号穿刺针，与皮肤呈60°角，朝脊柱中线方向进针。推进3～4 cm，可能针尖触及腰1 椎体横突，或推进6～7 cm 针尖触及椎体外侧缘。通过 CT 显示穿刺针的位置，再次调整穿刺针的进针方向、深度，直至确认针尖触及椎体前外侧的交感神经节，不需寻找异感，注射造影剂可见椎体旁显示为线样分布影像，不随腹腔脏器移动。注射空气阻力消失试验为阳性，回吸无血、无脑脊液后注射局麻药8～10 mL，患者即可感觉腹腔内有发热(图 2.19.44～图 2.19.46)。

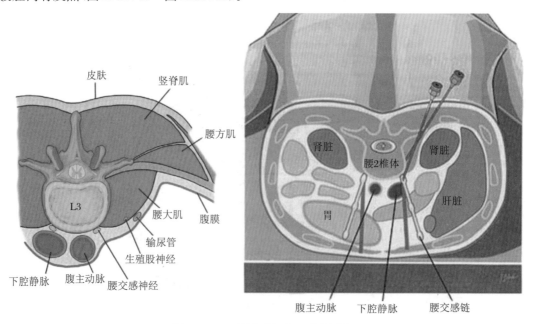

图 2.19.44　腰交感解剖及穿刺路径

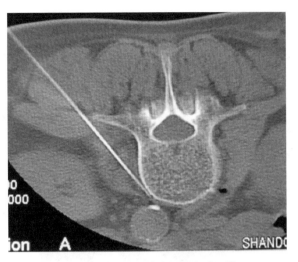

图 2.19.45　CT 引导下腰交感阻滞

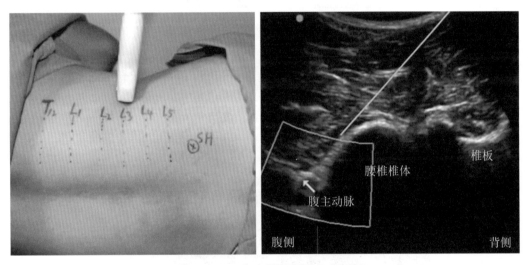

图 2.19.46　超声引导下腰交感阻滞

16. 坐骨神经阻滞

（1）解剖定位：梨状肌综合征是引起坐骨神经痛的原因之一，梨状肌起于 S2～S4 水平骶骨侧方骨盆面上，上位于大粗隆上部内侧。坐骨神经为 L4～S3 脊神经前支，沿骨盆后壁从坐骨大孔梨状肌下缘穿出（图 2.19.47）。

（2）操作方法：取俯卧位，在髂后上棘与大转子连线中点下 3 cm 处为穿刺点。用 7 号长针，从梨状肌下孔入针，在针穿过筋膜进入臀大肌时有阻力感，再进针出现落空感时即已进入梨状肌下孔，回吸无血即可注药（图 2.19.48、图 2.19.49）。

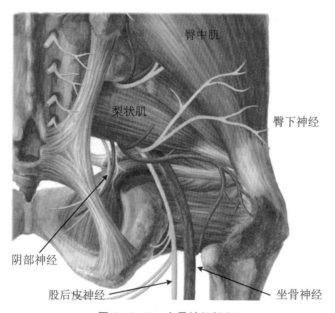

图 2.19.47　坐骨神经解剖

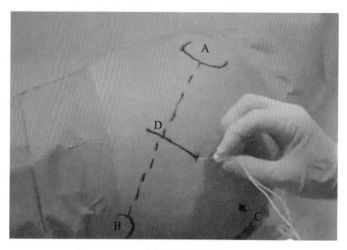

图 2.19.48　坐骨神经阻滞定位与穿刺

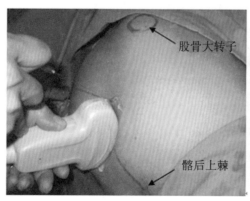
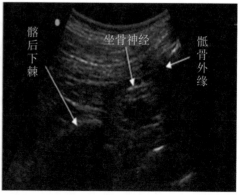

图 2.19.49　超声引导坐骨神经阻滞(坐骨大孔水平)

实验讨论

患者,60岁,女,主诉:右侧胸背部带状疱疹后神经痛一月余。现病史:一月前胸背部出现带状疱疹,于当地医院就诊,行抗病毒、营养神经等治疗,一周后疱疹愈合,但仍遗留有剧烈神经痛,呈自发性电击样、烧灼样疼痛,严重影响睡眠。体检:右侧胸背部带状疱疹皮肤瘢痕及色素沉着,沿T5神经分布,触痛明显。诊断:带状疱疹后神经痛;糖尿病。

该患者应该采用何种神经阻滞疗法?穿刺点如何定位?应该注意哪些并发症?

 思考题

(1)颈丛神经阻滞时如何定位穿刺点?

(2)星状神经节阻滞成功的表现是什么?并发症又有哪些?

(文怀昌 董梦娟 宋 康)

117

实验二十　疼痛的其他治疗方法

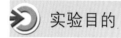

实验目的

了解及熟悉临床常见的几种微创治疗技术。

实验内容

（1）神经射频疗法。
（2）经皮椎间孔镜下髓核摘除术。
（3）臭氧疗法。
（4）小针刀疗法。

实验方法

（1）示教、讲解有关内容。
（2）观看教学视频演示。

实验内容

一、神经射频疗法

射频镇痛技术是物理性微创治疗手段之一，通过特定穿刺针输出仪器发出类似无线电波发射的超高频电流，精确地使针尖周围组织内的离子产生振荡，局部温度增高，起到组织热凝或切割作用，达到治疗疾病的目的。在疼痛治疗方面应用了射频电流的精确、安全与可控性能，最早用于神经毁损镇痛。

1. 射频治疗疼痛的作用机制

射频交变电流在工作电极尖端产生变化磁场，使得在磁场范围内的质点发生分子摩擦生热。热凝变性靶点组织（产生蛋白凝固灶），神经变性阻断疼痛冲动的传递。利用不同神经纤维对温度耐受性的差异（具体见表 2.20.1），选择性地毁损痛觉纤维的传入功能，阻断疼痛电信号传导通路，使之无法传入大脑，不能产生疼痛感觉和体验（图 2.20.1）。

表 2.20.1　不同神经纤维对热凝的反应

神经纤维	分类	直径（μm）	髓鞘	70～<75℃　120秒
Aα	运动觉	10～20	有	不变性
Aβ	触压觉	5～12	有	不变性
Aδ	痛觉	5～10	薄	变性
Cd、Cv	痛觉	0.4～1.2	无	变性

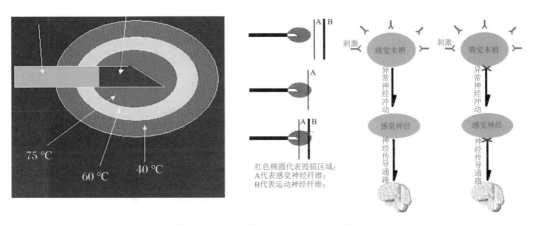

图 2.20.1　射频治疗疼痛的作用机制

2. 射频热凝治疗的适应证

（1）慢性、顽固性疼痛：① 脊柱原因引起的疼痛（盘源性腰痛、根性压迫痛、小关节疾病）。② 神经原因引起的疼痛（三叉神经痛、带状疱疹后遗痛、适应星状神经节阻滞治疗的各类疼痛、与交感神经有关的疾病）。

（2）晚期癌症痛（提高病人生命质量）。

（3）腰椎术后疼痛综合征、自主神经异常类疾病（多汗症）。

3. 器材

（1）射频镇痛治疗仪：与医生有关的功能主要是仪器的电流输入、输出接口，调节旋钮或开关、仪器的显示面板（图 2.20.2）。

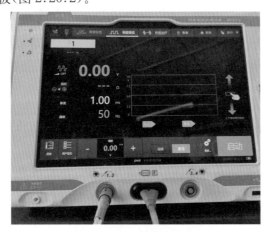

图 2.20.2　射频治疗仪

（2）射频镇痛治疗仪配件：总电源线、射频电偶电极、射频穿刺套针和弥散负极板（图2.20.3）。

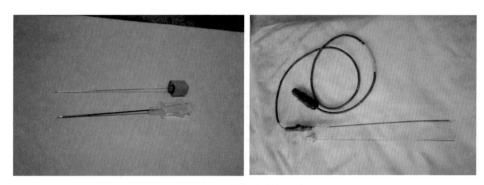

图2.20.3　射频穿刺针及导线

4. X线引导(C形臂)三叉神经痛射频热凝治疗(图2.20.4)

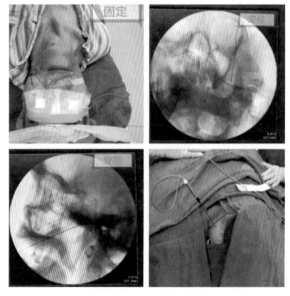

图2.20.4　X线引导三叉神经痛射频热凝治疗

基本操作过程如下：

（1）病人取仰卧位,卵圆孔半月神经节定位穿刺时一般采用Hartel前入路穿刺法,即在病人患侧口角外下3 cm(A点)、患侧外耳孔(B点)及同侧瞳孔(C点)三点做AB及AC连线。

（2）常规消毒、铺巾,用1%普鲁卡因行局部浸润麻醉(过敏者改用利多卡因)。

（3）取A点为进针穿刺点,使用前端裸露0.5 cm的8号绝缘穿刺针,针尖对准同侧卵圆孔,针身保持通过AB、AC两线与面部垂直的两个平面上,缓慢进针,直到达卵圆孔。

（4）当针头接近或进入卵圆孔时,病人可出现剧痛,穿刺针有一种穿透筋膜的突破感。再进针0.5~1 cm,即可达三叉神经半月神经节。如果针尖抵达卵圆孔边缘而进针受阻,可将针尖左右或前后稍加移动,即可滑过骨缘而进入卵圆孔,一般进针深度为6~7 cm。

（5）在针尖确实进入卵圆孔后,拔出针芯大多数可见到脑脊液流出,也可拍X线平片或行 CT 扫描证实。此时拍侧位片可见针尖位于斜坡突出处的最高处。有条件者,最好全部过程在 X 线荧光屏监视下进行。

(6)根据疼痛分布区的不同调整针尖的位置。

(7)先给予每秒 50 次的方波,延时 1 毫秒,电压 0.1～0.5 V 进行脉冲电流刺激。如相应的三叉神经分布区出现感觉异常或疼痛,证实电极已达到相应的靶点,否则应重新调整。若需要超过 2 V 的电压刺激才能引起疼痛,提示针尖位置不理想,术后可能效果不佳。在刺激过程中如发现有咬肌或眼球颤动,提示电极接近三叉神经运动根或其他脑神经,也需重新调整电极,直至满意为止。

(8)在电极位置确定准确后,以温控射频热凝对靶点进行毁损,逐渐加温,温度控制在 60～75 ℃,分 2～3 次毁损,持续时间每次 0.5～1 分钟。对同时多支疼痛者可以多靶点热凝。

二、经皮椎间孔镜下髓核摘除术

椎间盘突出症是由于椎间盘的外纤维环的撕裂导致髓核超出受损的外纤维环,刺激和压迫神经组织引起疼痛、感觉异常或四肢瘫痪的一种脊柱疾病。腰椎间盘突出症(LDH)是一种常见的骨科疾病,大多数腰椎间盘突出患者经保守治疗后病情好转,但一些患者仍需要手术才能缓解疼痛和其他症状。

经皮小切口内镜下椎间盘切除术始于 20 世纪末(图 2.20.5、图 2.20.6),是一种微创手术,该手术可以在局部麻醉下进行,患者痛苦小、失血少、住院时间短。尽管经椎间孔内镜下腰椎间盘切除术发展得非常成熟,但目前这一术式还不是非常统一,不同的术者会采用不同的手术步骤、路径、旁开距离、头倾角度等,但最终的目的都是为了最大程度地神经减压和最小的组织损伤。

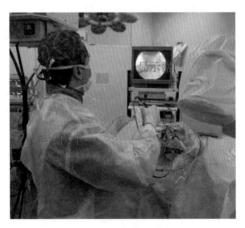

图 2.20.5 椎间孔镜技术

1. 设备及器械

(1)脊柱内镜:集工作通道、目镜、冲洗通道和光纤于同一工作套筒的空间下,可以完成镜下影像成像、生理盐水的灌洗和手术器械的置入操作。

(2)手术器械:18 G 穿刺针、导丝、软组织扩张器、工作套筒、环锯、骨钻、髓核钳、蓝钳、分离器、弧形探棒、内镜下磨钻。

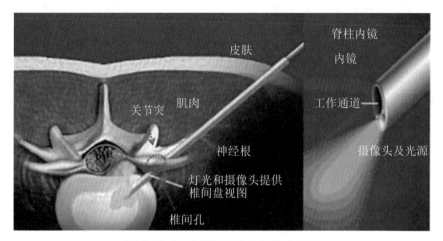

图 2.20.6　内镜下椎间盘切除术原理

（3）影像系统：包括医用监视器、摄像系统和 LED 氙灯冷光源（见图 2.20.7）。

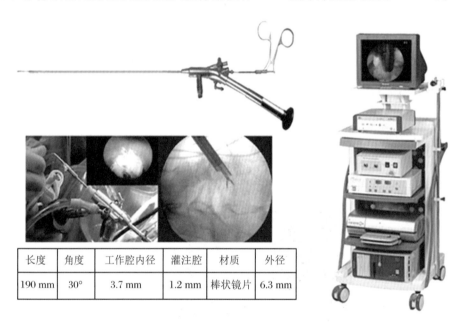

长度	角度	工作腔内径	灌注腔	材质	外径
190 mm	30°	3.7 mm	1.2 mm	棒状镜片	6.3 mm

图 2.20.7　椎间孔镜设备

2. 操作方法（脊柱侧路操作技术）

第一步：术前准备、麻醉、体位、定位。

（1）麻醉：术前应常规给予少量镇静剂，麻醉可以采用局麻、连续硬膜外麻。使用 20 mL 2% 利多卡因＋40 mL 0.9%生理盐水配制好的麻醉药逐层麻醉，浅层用 5 mL 注射器麻醉，深层用 18 G 穿刺针麻醉。透视下将 18 G 穿刺针针尖置于目标椎间孔的上关节突腹侧，并于关节突周围麻醉。此时可以不用精确穿刺于上关节突腹侧。

（2）体位：采用俯卧位或"袋鼠"位。建议用"袋鼠"位专用脊柱手术床。若无专用袋鼠位脊柱手术床，患者应采用俯卧位并于腹部垫薄枕。

（3）穿刺点：选择脊柱中线旁开 12～14 cm 处稍微偏向头侧的方向，用龙胆紫标记穿刺点。L5/S1 突出者应用龙胆紫标记髂骨,在旁开脊柱中线 12~14 cm 处标记穿刺点,穿刺时尽量贴近髂骨用引导针穿刺。极少数髂骨较高的患者,可以采用弯曲导杆。

(4)画线:先画出腰椎棘突的连线,再画出双侧髂嵴线,通过透视画出病变间盘的椎间隙线。通过合适的旁开距离和头倾角度画出切口线。旁开距离:L1~L2、L2~L3、L3~L4 通常为 8~10 cm;L4~L5 通常为 8~12 cm;L5~S1 通常为 8~11 cm,旁开距离会受患者胖瘦、突出髓核的位置等影响。头倾角度:L4~L5 约为 20°,L5~S1 约为 30°,会受髂嵴高低、突出髓核的移位方法等影响(图 2.20.8)。

(5)消毒铺单:用颅脑手术贴膜保护术区。

第二步:建立工作通道。

使用 1 mm 的导丝插入 18 G 穿刺针,使用逐层套

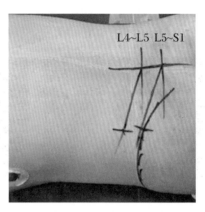

图 2.20.8 穿刺点及定位线

筒逐级扩大切口,直到使用能通过 2.5 mm 克氏针的套管。然后使用直径 2.5 mm 的克氏针精确穿刺于与目标椎间隙相对的上关节突的腹侧。可以先让克氏针进入椎间孔,再向背侧滑向上关节突腹侧(Walking 技术)。通过透视,调整克氏针的位置(图 2.20.9)。

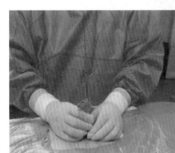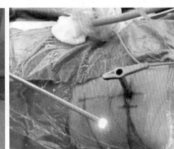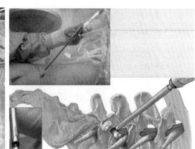

图 2.20.9 建立内镜工作通道

穿刺到位的标志是引导针 X 线影像显示正位近脊柱中线,侧位 X 影像位于椎体后缘终板后角位置。拔出引导针针芯,置入导丝,顺导丝置入逐级扩张导杆后置入工作套管(图 2.20.10)。

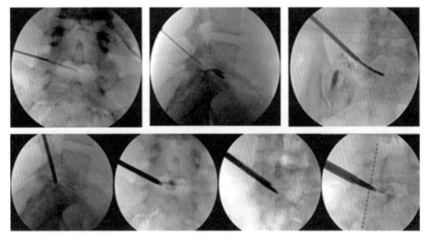

图 2.20.10 X 线影像引导下建立工作通道

第三步:调节影像、摘除髓核。

工作套管应该安放的位置是纤维环外面,髓核附近。从工作套管置入椎间孔镜,调焦椎间孔镜水流速度至影像清晰。脱垂游离的髓核镜下可以清楚地分辨取出。包容性的突出镜下不能直接观察到,应刺破后纵韧带后才能将其取出(图 2.20.11、图 2.20.12)。

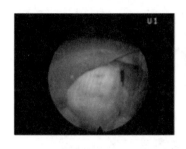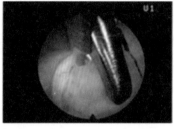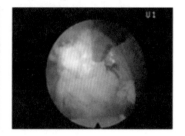

图 2.20.11　内镜下操作

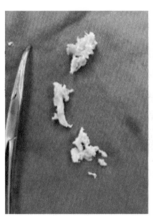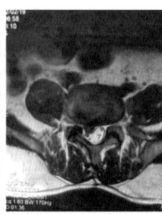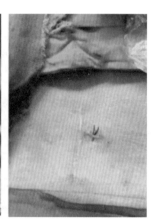

图 2.20.12　取出的椎间盘髓核组织

第四步:术毕、缝合皮肤切口。

三、臭氧(O₃)疗法

医用臭氧是通过医用纯氧制备所得的臭氧-氧气混合气体,是一种气态存在下的药物。臭氧具有抗菌、抗炎、抗氧化、镇痛及免疫调节等作用,其临床应用操作简便、安全有效,目前已被应用于多种疾病的治疗。

我国从 2000 年开始引入 O_3 治疗技术。O_3 在疼痛治疗中具有操作简单、费用较少、创伤小等优势。目前广泛应用于椎间盘突出症、骨性关节炎、软组织疼痛及神经病理性疼痛(neuropathic pain,NP)等治疗,得到了一定的认可。

O_3 的形态及临床应用 O_3 氧化性虽强但极不稳定,常温常压下,约 20 分钟会还原成氧,因此,临床上应用 O_3 基本是即制即用的。

近年来,医用 O_3 越来越受到重视,但因其不稳定性及眼肺毒性而受到不同程度的制约。所以,研究者将臭氧溶入水、橄榄油中制成臭氧水和臭氧油。液态臭氧的氧化活性及安全性得到相对保证,并被应用于临床抗炎、杀菌等治疗。

O_3 应用方法有:臭氧水/油外用、体外套袋、关节腔灌注、大小自血及微创注射等疗法。不同浓度的 O_3 发挥的作用也各异,高浓度(30～<70 mg/L)可导致病理组织结构的破坏,中等浓度(20～<30 mg/L)主要发挥机体调节作用,低浓度(<20 mg/L)起到供氧作用,可根据临床具体应用配制合适的浓度。

(1) 主要的适应证:腰椎间盘突出症、膝关节滑膜炎、滑囊炎、骨性关节炎、颈椎病、骨质增生、肩周炎、风湿、类风湿、股骨头坏死、强直性脊柱炎等。

(2) 器材:臭氧治疗仪(2.20.13)。

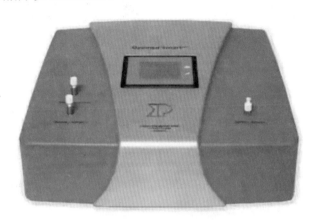

图 2.20.13 臭氧治疗仪

(3) 禁忌证:① 甲状腺功能亢进症(臭氧可激活体内新陈代谢)。② 出血性或凝血功能障碍性疾病(患者红细胞缺乏抗氧化保护系统)。③ 臭氧过敏。④ 妊娠期妇女等。

(4) 常见疼痛疾病的臭氧治疗。

① 膝关节腔 O_3 注射。

A. 体位:患者取仰卧位,进针点为内外膝眼时(图 2.20.14),膝关节屈曲 90°;髌上囊入路时(图 2.20.15),膝关节伸直。

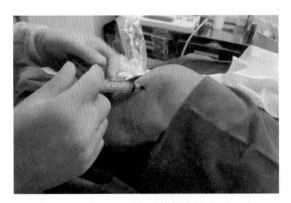

图 2.20.14 膝眼入路

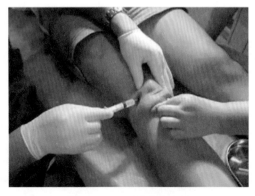

图 2.20.15 髌上囊入路

B. 进针点:膝前进针点可取内外膝眼或髌上囊入路(即髌骨外上缘外),膝后进针点取腘窝中点上。

C. 消毒铺巾:以穿刺点为中心,直径至少 15 cm,消毒 3 遍,勿留空隙(图 2.20.16、图 2.20.17)。

125

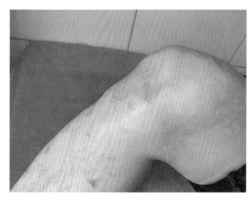

图 2.20.16　穿刺部位消毒

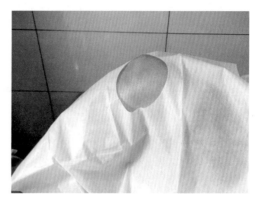

图 2.20.17　铺一次性无菌洞巾

D. 膝关节穿刺：用 7 号 8 cm 长针，经进针点垂直皮面快速进针，遇关节囊时稍有韧感，突破关节囊有落空感，注液、注气无阻力；如关节腔内有积液，可先抽出后再注射 30 μg/mL 的 O_3 15～20 mL（图 2.20.18、图 2.20.19、图 2.20.20）。

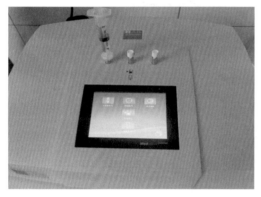

图 2.20.18　制取 O_3

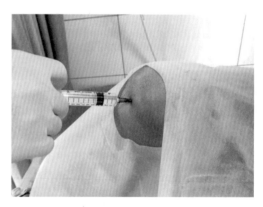

图 2.20.19　关节腔注射 O_3

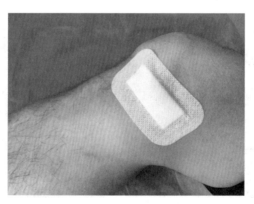

图 2.20.20　敷贴覆盖穿刺点

E. 超声引导膝关节腔注射（髌上囊入路）：膝关节解剖图及关节腔积液如图 2.20.21 所示。超声引导膝关节腔注射操作方法如下：患者取仰卧位，膝关节略弯曲，下方垫一个毛巾卷（图 2.20.22）。膝盖内侧上部的皮肤消毒铺巾。触诊找到髌骨上极，将线性高频超声探头纵向放置于触诊到的髌骨上极。扫描显示出高回声的髌骨上缘、股四头肌肌腱及其下方的髌上囊(图 2.20.23)。辨明超声图像上股四头肌肌腱和髌上囊后,使用 7 号 8 cm 的穿刺针,选择探头中点内侧 1 cm 处为进针点,采用平面外技术在实时超声引导下进针,直至针尖到达股四头肌肌腱深处髌上囊内。当针尖到达髌上囊内目标位置,在实时超声引导下注射 30 μg/mL 的 O_3 15~20 mL。

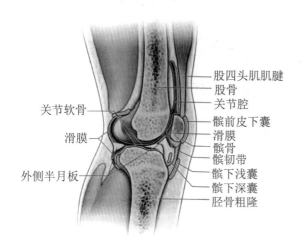
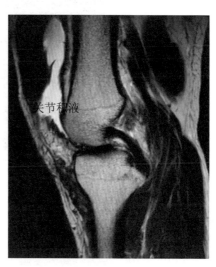

关节软骨
滑膜
外侧半月板

股四头肌肌腱
股骨
关节腔
髌前皮下囊
滑膜
髌骨
髌韧带
髌下浅囊
髌下深囊
胫骨粗隆

关节积液

图 2.20.21　膝关节解剖(左图)及关节腔积液 MRI 图像(右图)

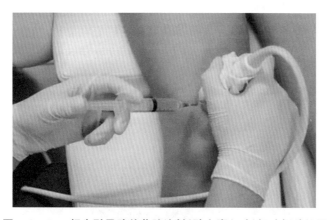

图 2.20.22　超声引导膝关节腔注射(髌上囊入路)探头摆放位置

② 椎间盘内 O_3 注射。

A. 作用机制:O_3 具有极强的氧化能力,同时还有抗炎和镇痛作用。

盘内注射原理:将它注射入突出的椎间盘髓核组织内,可以瞬间氧化髓核组织内的蛋白多糖及破坏髓核细胞,使蛋白多糖的功能丧失、细胞产生蛋白多糖减少、髓核组织的渗透压不能维持,导致水分丧失而萎缩,从而降低椎间盘内压力,消除对神经根的压迫。

盘外注射原理:突出的髓核及纤维环压迫硬脊膜、神经根及周围静脉,引起回流障碍,出现渗出和组织水肿。纤维环断裂后释放的糖蛋白和 β 蛋白等作为抗原物质,使机体产生免疫反应,形成无菌性炎症。O_3 可刺激氧化酶的过度表达,中和炎症反应中过量产生的反应性氧化产物,拮抗炎症反应中的免疫因子释放、扩张血管、改善回流,减轻神经根周围的水肿。

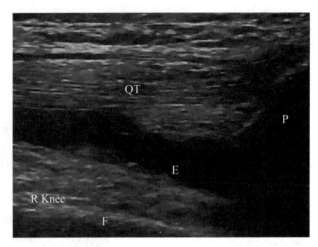

图 2.20.23　超声影像显示髌上囊积液

QT:股四头肌腱;P:髌骨;E:髌上囊;F:股骨

椎间盘突出的髓核内注射的剂量为 3~5 mL(30~35 μg/mL);椎旁肌肉激痛点的单侧注射剂量为 5~10 mL(20 μg/mL)。目前国内椎间盘盘内注射臭氧浓度为 30~60 μg/mL,不超过 60 μg/mL,因为过高浓度臭氧可能会破坏纤维环,注射量为 5~20 mL,盘外剂量为 6~15 mL(30~40 μg/mL)。

B. CT 引导下 O_3 髓核溶解术治疗腰椎间盘突出症。

患者取俯卧位,下腹部垫薄枕,开放静脉通路并连接心电监护。

在腰部拟手术部位放置定位标记线,行 CT 扫描,设计穿刺路径,确定穿刺角度及深度,并标记穿刺点。

常规消毒、铺巾、局部麻醉后,穿刺针根据术前设计穿刺路径缓慢进针达至预定位置(图 2.20.24)。此过程中,尽量与病人保持交流,以免损伤神经。

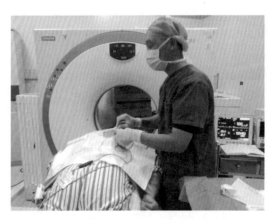

图 2.20.24　CT 引导椎间盘注射 O_3

用一次性无菌注射器抽取浓度为 25 μg/mL 的臭氧 20 mL,匀速注入病变椎间盘内(图 2.20.25)。

然后将穿刺针缓慢退至椎间盘外,回抽无液体再注入消炎镇痛液 5 mL(2%利多卡因 1 mL + 复方倍他米松 1 mL + 0.9%生理盐水 3 mL),注射完毕,拔出穿刺针,贴无菌敷料。

术后继续监测病人生命体征 10 分钟,一切正常后将病人送返病房。

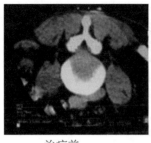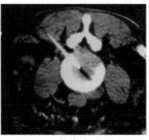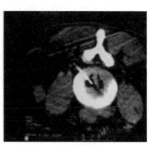

治疗前　　　　　　　　　　　治疗中　　　　　　　　　　　治疗后

图 2.20.25　椎间盘内注射 O_3 前后 CT 影像表现

四、针刀疗法

针刀疗法于 1976 年由朱汉章教授发明,经过 40 多年的发展,已经成为一门新兴学科——针刀医学。

针刀是一种集合了针灸针和手术刀两者的特点,以针刺的理念刺入人体组织,然后完成切开、牵拉及机械刺激等一系列操作的器械。针刀疗法是在针刀医学理论的指导下,以针刀为主要工具,以解剖学为支撑,参考外科技术形成的一种新的治疗方法。

1. 针刀规格

全长 15 cm,针柄长 2 cm,针身长 12 cm,针头长 1 cm,针柄为一扁平葫芦形,针身为圆柱形,直径 1 mm,针头为楔形,末端扁平带刃,刀口线为 0.8 mm,刀口为齐平口,同时要使刀口线和刀柄在同一平面内,只有在同一平面内才能在刀锋刺入肌肉后,从刀柄的方向辨别刀口线在体内的方向。Ⅰ-1 号,长 12 cm;Ⅰ-2 号,长 9 cm;Ⅰ-3 号,长 7 cm;Ⅰ-4 号,长 4 cm(图 2.20.26)。

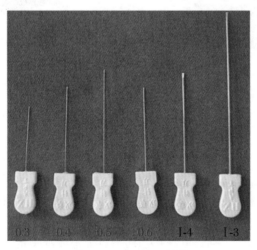

图 2.20.26　针刀类型

2．治疗机理

（1）松解组织粘连瘢痕，使病变局部组织结构恢复接近正常的解剖关系和生理功能。

（2）消除病理性应力状态，使软组织病理性初始荷载减小或消除，疼痛进一步减轻，软组织生理功能恢复。

（3）松解术虽然产生新的损伤，由于循环改善和神经功能恢复，局部组织代谢恢复正常。

（4）调整关节功能紊乱的作用。

3．材料准备

一次性的口罩、帽子、手套、利多卡因、小针刀、注射器、棉球。

4．手法

（1）持针手法。

操作者的右手拇指和食指捏住针刀柄，因为针刀柄是扁平的并且和针刀刃在同一个平面内，针刀柄的方向即是刀口线的方向，所以可用拇指和食指来控制刀口线的方向。针刀柄扁平呈葫芦状，比较宽阔，方便拇指、食指的捏持，便于用力将针刀刺入相应深度。中指托住针刀体，置于针刀体的中上部位。如果把针刀总体作为一个杠杆，中指就是杠杆的支点，便于针刀体根据治疗需要改变进针刀角度。无名指和小指置于施术部位的皮肤上，作为针刀体刺入时的一个支撑点以控制针刀刺入的深度（图2.20.27）。

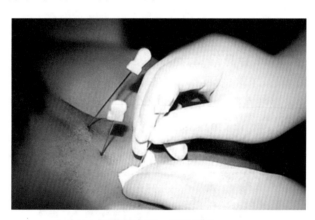

图 2.20.27　持针手法

（2）进针刀方法。

定点：在确定病变部位和精确掌握该处的解剖结构后，标记穿刺点。碘伏消毒后，铺无菌洞巾。

定向：使刀口线和大血管、神经及肌肉纤维走向平行，将刀口压在进针点上。

加压分离：在完成第2步后，右手拇、食指捏住针柄，其余3指托住针体，稍加压力不使针头刺破皮肤，使进针点处形成一个长形凹陷，刀口线和重要血管、神经以及肌肉纤维走向平行。神经和血管就会被分离在刀刃两侧。

刺入：当继续加压感到一种坚硬感时，说明刀口下皮肤已被推挤到接近骨质，稍一加压，即穿过皮肤。此时进针点处凹陷基本消失，神经和血管即膨起在针体两侧，此时可根据需要施行手术方法进行治疗。

（3）常用针刀刀法。

① 纵行疏通法：针刀刀口线与重要神经、血管走行一致，针刀体以皮肤为圆心，刀刃端在体内做纵向的弧形运动。主要以刀刃及接近刀锋的部分刀体为作用部位。其运动距离以厘米为单位，范围根据病情而定，进刀至剥离处组织，实际上已经切开了粘连等病变组织，如果疏通阻力过大，可以沿着肌或腱等病变组织的纤维走行方向切开，则可顺利进行纵行疏通。

② 横行剥离法：横行剥离法是在纵行疏通法的基础上进行的，针刀刀口线与重要神经、血管走行一致，针刀体以皮肤为圆心，刀刃端在体内做横向的弧形运动。横行剥离使粘连、瘢痕等组织在纵向松解的基础上进一步加大其松解度，其运动距离以厘米为单位，范围根据病情而定。

③ 提插切割法：针刀刀口线与重要神经、血管方向一致，刀刃到达病变部位以后，切开第 1 刀，然后当针刀提至病变组织外，再向下插入，切开第 2 刀，一般提插 3～5 刀为宜。适用于粘连面大、粘连重的病变。如切开挛缩的肌腱、韧带、关节囊。

④ 骨面铲剥法：针刀到达骨面，刀刃沿骨面或者骨嵴切开与骨面连接的软组织的方法称为铲剥法，此法适用于骨质表面或者骨质边缘的软组织（肌肉起止点、韧带及筋膜的骨附着点）病变。

5. 适应证

颈椎病、腰椎间盘脱出症、慢性腰肌劳损、第三腰椎横突综合征、肱骨外上髁炎（网球肘）、指屈肌腱狭窄性腱鞘炎（弹响指）、足跟痛（足跟骨刺）。

6. 禁忌证

严重心脑血管病患者，经期、妊娠及贫血者，血小板减少、出血倾向者，急性感染者，不合作的患者。

7. 操作举例（肩周炎的针刀治疗）

肩关节周围炎，简称肩周炎，俗称五十肩、漏肩风。本病好发于 50 岁左右的人群，女性高于男性，多见于体力劳动者。肩关节活动时疼痛、功能受限为其主要临床表现。

针刀是治疗肩周炎的最有效的方法之一（图 2.20.28）。肩周炎是由于关节囊挛缩和粘连，以及关节周围软组织如肩袖、喙突部韧带、三角肌下滑囊、肱二头肌长头腱炎性水肿、挛缩所致的肩关节功能障碍和顽固性疼痛。

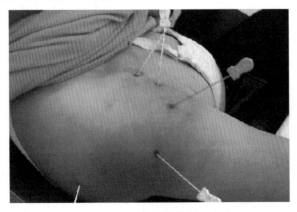

图 2..20.28 肩周炎的针刀疗法

131

操作方法:针刀分别从外侧、前侧和后侧进入关节囊内松解关节腔粘连。

(1)体位侧卧位,患肩朝上,患肢自然下垂,掌心朝内侧自然贴于臀腿侧。

(2)体表定位:① 肩关节外侧入路穿刺点:肩峰前外侧角外下方2 cm。② 肩关节前侧入路穿刺点:结节间沟体表投影点。③ 肩关节后侧入路穿刺点:肩峰后外侧角外下方2 cm。

(3)消毒:用碘伏消毒3遍,上至颈根部,前至锁骨中段,后至肩胛冈中段,下至肱骨干中段。

第一支针刀:自肩关节外侧入路穿刺点刺入,方向朝向肩锁关节,刀口线与关节面平行,针刀紧贴关节表面刺入关节囊,纵疏横剥3刀,深度不超过1 cm。术毕,拔出针刀,压迫止血。

第二支针刀:自肩关节前侧入路穿刺点(结节间沟)刺入,方向朝向喙突,刀口线与关节面平行,针刀紧贴关节表面刺入关节囊,纵疏横剥3刀,深度不超过1 cm。术毕,拔出针刀,压迫止血。

第三支针刀:自肩关节后侧入路穿刺点刺入,顺肩胛冈走行方向穿刺,刀口线与关节面平行,针刀紧贴关节表面刺入关节囊,纵疏横剥3刀,深度不超过1 cm。术毕,拔出针刀,压迫止血。

思考题

(1)疼痛治疗中常见的微创治疗方法有哪几种?

(2)常用的治疗腰椎间盘突出症的微创方法有几种?

(文怀昌　董梦娟　宋　康)

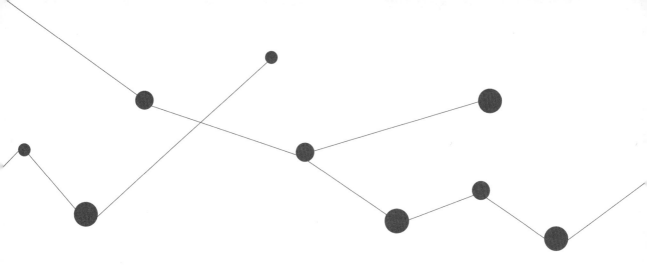

第三篇

危重病医学实验指导

实验二十一 呼吸功能监测

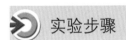 实验目的

(1) 掌握:呼气末二氧化碳浓度监测的使用方法及其参数的临床意义。
(2) 熟悉:脉氧仪的原理、使用方法及其参数的临床意义。
(3) 了解:Auto-PEEP 监测的使用方法及其临床意义。

实验内容

(1) 脉搏氧饱和度仪的使用。
(2) 呼气末二氧化碳监测仪的使用。
(3) 机械通气呼吸力学。

实验方法

多媒体演示、教师示范、视频教学或手术室视频连线、情景模拟。

实验步骤

一、脉搏氧饱和度仪的原理和使用方法

1. 原理

脉搏血氧饱和度仪包括光电感受器、微处理机和显示部分。其依据光电比色原理,利用不同组织吸收光线的波长差异设计而成。氧合血红蛋白吸收可见红光(波长 660 nm),还原血红蛋白吸收红外光(波长 940 nm),一定量的光线传到分光光度计探头,随着动脉搏动吸收不同光量,光线通过组织后转变为电信号,传至脉搏血氧饱和度仪,经放大及微机处理后将光强度数据换算成氧饱和度百分比值。

2. 方法

按下血氧仪前面板上的开关键,打开血氧仪;打开血氧仪后,有一个硅胶指模,将患者其中一个手指的第一二指节完全放进血氧仪的硅胶指套中,停顿约 30 秒即可读数。指甲必须

向上放,血氧仪的显示屏上会出现患者脉搏的速度与血氧的饱和度,读取并记录数据。

3. 影响因素

(1) 低氧合状态:当氧饱和度低于80%时,脉氧仪的准确性就难以保证。当氧饱和度低于90%,脉氧仪的偏差增大,精确度降低。

(2) 贫血:脉氧仪对于贫血而无低氧血症的人,它的准确性还是可以的;但对于同时伴有低氧血症的人,它的准确性受到影响的程度还有待研究。

(3) 高胆红素血症。

(4) 染料。

(5) 指甲油:理论上不影响读数。研究发现蓝、绿和黑指甲油会致低氧饱和度,红和紫则无明显影响。这时候可以将脉氧仪侧面置于指头。

(6) 周围光线:荧光、氙外科手术灯、太阳光线等被证明致错误低氧饱和度。

(7) 皮肤色素沉着。

(8) 低灌注状态:如当体温<35 ℃,低血压(BP<50 mmHg)或用血管收缩药使搏动波幅减少时,可影响SpO_2的准确性。

(9) 其他:不同测定部位、传感器松动以及不同型号脉搏血氧饱和度仪因其精确度不同均影响测定准确性。

二、呼气末二氧化碳($P_{ET}CO_2$)的原理和使用方法

呼气末二氧化碳($P_{ET}CO_2$)作为一种较新的无创伤监测技术,已越来越多地应用于手术麻醉的监护中,它具有高度的灵敏性,不仅可以监测通气也能反映循环功能和肺血流情况,目前已成为麻醉监测不可缺少的常规监测手段。

1. $P_{ET}CO_2$ 监测的原理

组织细胞代谢产生二氧化碳,经毛细血管和静脉运输到肺,在呼气时排出体外,体内二氧化碳产量(VCO_2)和肺通气量(VA)决定肺泡内二氧化碳分压(P_ACO_2)即 $P_ACO_2 = VCO_2 \times 0.863/VA$。其中 0.863 是气体容量转换成压力的常数。$CO_2$ 弥散能力很强,极易从肺毛细血管进入肺泡内。肺泡和动脉 CO_2 完全平衡,最后呼出的气体应为肺泡气,正常人 $P_{ET}CO_2 \approx P_ACO_2 \approx PaCO_2$,但在病理状态下,肺泡通气/肺血流(V/Q)及交流(Qs/Qt)的变化,$P_{ET}CO_2$ 就不能代表 $PaCO_2$。呼气末二氧化碳的测定有红外线法、质谱仪法和比色法三种,临床常用的红外线法又根据气体采样的方式分为旁流型和主流型两类。

2. 呼气末 CO_2 操作步骤

(1) 连接 CO_2 传感器电缆,将 CO_2 传感器电缆插入监护仪侧面板上的 CO_2 插座中。选择适宜的主流气道适配器,依据病人的体形、气管内导管的直径和监护环境来选择适当的气道适配器。

(2) 将气道适配器嵌放在 CO_2 传感器上,连接气道适配器和传感器时,应确保气道适配器的窗口是干净和干燥的,如有异物遮挡适配器窗口,请清洁或更换气道适配器。将气道适配器嵌放在 CO_2 传感器上,等待气道适配器与传感器预热。按下监护仪模块菜单中"校零"

按键,先对二氧化碳模块校零,显示"CO_2正在校零",持续 15～20 秒。完成校零后,提示信息消失,即可起先测量。

(3)校零气体种类。① 选择校零气体的种类,可选择空气/氮气。② O_2浓度:设置氧气的浓度。如选择空气,氧气浓度对应 20%。③ 平衡气体:选择平衡气体的种类,可选择"空气/氮气"。当病人呼吸气体的主要成分是空气时,应选择空气。

三、临床上应用的呼吸一般监测项目

临床上应用的呼吸一般监测项目见表 3.21.1。

表 3.21.1　临床上应用的呼吸一般监测项目

一、危重病人的常规监测
1. 临床观察 2. 胸部 X 线 3. 气体交换功能监测: 　　(1) 动脉血气分析 　　(2) 脉搏血氧饱和度 　　(3) 呼末 CO_2 监测 4. 床旁肺功能测定:小型便携式肺功能仪测定、峰流速仪 5. 营养状况 6. 水和电解质、酸碱平衡
二、机械通气时的呼吸功能监测
1. 呼出气量、终末潮气 CO_2 浓度、分钟 CO_2 产量、无效潮气量、有效潮气量、分钟有效通气量、潮气 CO_2 量 2. 通气频率、气道压力、峰压、平台压、平均气道压、吸气阻力、顺应性、呼气末肺内压(PEEP 和内源性 PEEP)
三、撤机时的呼吸功能监测
1. 呼吸肌功能:最大吸气压 2. 通气需求:自主呼吸频率、分钟通气量、气道闭合压、顺应性、呼吸功、肺活量、最大自主通气量 3. 氧合:肺泡-动脉氧分压差、肺内左至右分流

1. 肺活量测定过程

最大吸气后能呼出的最大气量称为肺活量。为避免病人气道压力过高产生肺气压伤,常采用慢肺活量测定。打开肺活量测量功能键开始测量,让病人缓慢吸气,然后用最大量呼气直至呼气完毕。测量结束后自动显示肺活量值。

2. 吸气负压测定过程

根据吸气负压大小来估计吸气肌功能。找到吸气负压测定功能键,按下确认键开始测试,测试完成自动显示吸气压力值。如要测试最大吸气压,嘱病人做最大吸气,所测得的吸气压力值则为最大吸气负压。

3．自主吸气峰流速测定过程

指自主呼吸时最大吸气流速。可显示当前值和平均值。吸气时间不少于 400 毫秒。找到自主吸气峰流速测定功能键，按"确认"后开始测量，自动显示测量结果。

4．静态力学测定

包括肺静态顺应性和气道阻力测定。找到吸气末和呼气末屏气功能键，按"确认"键即可开始测定。测试完毕后自动显示肺静态顺应性（C）和气道阻力值（R）。注意：吸气时间不少于 320 毫秒，并且在工作过程中病人应无自主呼吸动作。

5．波形显示

压力、容量、容积和时间等参数不同的组合显示不同的波形，有压力-时间曲线，流量-时间曲线，容积-时间曲线，压力-容积曲线，流量-容积曲线等。分别具有不同的临床意义。例如，P-V 环是指受试者作平静呼吸或接受机械通气时，有肺功能测定仪描绘的一次呼吸周期潮气量与相应气道阻力相互关系的曲线环。因其表示呼吸肌运动产生的力以克服肺弹性和非弹性阻力使肺泡膨胀的压力-容量关系，故也称为肺顺应性环。

6．Auto-PEEP 测定

Auto-PEEP 是指在没有用呼吸机预设 PEEP 的情况下肺泡内在呼气末乃至在整个呼气过程中保持的正压。首先将 PEEPe 为零，并维持零至下一次吸气开始前的适当时间（即呼气末暂停时间）。测定时，先找到 Auto-PEEP 功能键，按确认键，显示呼气停顿 2.0 秒（时间范围 0.5～20 秒），再按确认键，开始测量，自动显示 Auto-PEEP 测量数值。

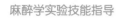 思考题

患者，女，50 岁。诊断为慢性阻塞性肺疾病急性期加重，经急诊入 ICU。

（1）护送医护人员告知患者氧合差，请为该患者实施脉搏氧饱和度监测。

（2）患者经脉搏氧饱和度监测 SpO_2 70%，立即行经口气管插管机械通气治疗，请对该患者进行静态呼吸力学测定（Auto-PEEP/气道阻力/顺应性）。

（3）该患者血气分析 $PaCO_2$ 80 mmHg，呼末二氧化碳监测仪示 $P_{ET}CO_2$ 40 mmHg，试分析可能存在的临床意义及处理办法？

（周　全）

实验二十二 呼吸治疗技术

 实验目的

(1) 掌握普通氧疗的方法及适应证。

(2) 熟悉呼吸治疗技术的基本方法及适应证。熟悉吸痰技术和方法。

(3) 了解雾化吸入的方法及适应证。

 实验内容

(1) 普通氧疗(鼻导管吸氧、普通面罩吸氧、储氧面罩吸氧、文丘里面罩吸氧、加温加湿高流量吸氧)。

(2) 胸部物理治疗、深呼吸练习、雾化吸入、吸痰。

 实验方法

以临床见习方式熟悉以上各项技术。由教师讲解本实验有关理论,并结合临床演示各种呼吸治疗技术。

 实验步骤

一、胸部物理疗法

结合拍打和震动的体位引流

体位引流技术:使病人处于一定的体位,拍其背部或嘱其做呼吸、咳嗽或咳痰动作,使痰液由某一特殊的肺段向主支气管引流。

病灶部位与引流体位见表 2.22.1。

表 2.22.1　病灶部位与引流体位

| 病灶部位 | | 体　　位 |
肺叶	肺段	
右上叶	尖段 前段 后段	直立位 仰卧位,右侧稍垫高 左侧卧位且向下转 45°,以枕头支持体位,床脚抬高一尺
左上叶	尖后段 舌段	直立,向前及向左微倾斜 仰卧,胸腹向右转 45°,以枕头支持体位,床脚抬高一尺
右上叶		仰卧,胸腹向左转 45°,以枕头支持体位,床脚抬高一尺
肺下叶	背段 (左、右)前基底段 外基底段 后基底段	俯卧,患侧垫以枕头,头下垂 仰卧,臀部垫枕,两膝弯曲,床脚抬高一尺 侧卧,患侧在上,腰部垫枕,床脚抬高一尺 俯卧,头下垂,床脚抬高一尺

注:一尺≈33.33 cm。

(1) 适应证:① 由于身体虚弱(特别是老年病人)、高度疲乏、麻痹或有术后并发症不能咳出肺内分泌物的病人。② 慢性气道阻塞病人发生呼吸道感染及在急性肺脓肿时。③ 长期不能清除肺内分泌物的病人:如有支气管扩张、囊性肺纤维化及慢性气道阻塞但无急性感染的病人。

(2) 禁忌证:① 近期急性心肌梗死。② 近期脊柱损伤或椎间盘不稳固的病人。③ 近期肋骨骨折(以上三种情况一般不采用体位引流,但在分泌物难以咳出的情况下,需手法轻巧,谨慎行之)。④ 近期咯血(排除出血原因是支气管扩张造成的急性感染)。⑤ 严重骨质疏松。

(3) 操作方法:① 摆好体位。② 振动排痰机扣拍(A. 根据患者胸壁厚度、耐受性选择治疗频率(20～35 Hz);B. 振动:治疗时头垂直于胸壁,一个部位持续 30 秒后再移动至另一部位;C. 叩击:治疗时头与胸部呈一定夹角;D. 治疗顺序:以隆突为中心,由外向里,由下向上)。③ 手法扣拍:碗状手、幅度小(手腕用力)、频率快、协调性好。

(4) 注意事项:① 高龄或极度衰竭、呼吸困难、高血压或心力衰竭、大咯血、各型肺结核浸润进展期或溶解播散期病菌不宜进行该项治疗。② 引流次数需根据排痰需要而定,每日可作 2～3 次,每次 15 分钟左右,如采取的体位可以耐受,则引流时间可以延长。③ 体位引流最好在空腹时进行,以免引起呕吐。④ 排痰不易时,在体位引流前给予雾化吸入,使痰液易于排出。⑤ 体位引流后应漱口。⑥ 体位引流成功与否与采取的体位密切相关,原则上使病灶处于高位,其引流支气管开口向下,可使痰液顺体位引流到气管排出。⑦ 引流排痰至每日<30 mL 时停止。

二、深呼吸练习

1. 目的

增加呼吸肌力量,扩大通气范围,增加胸廓运动的幅度,重点在于延长呼气。

2. 方法

（1）上部呼吸练习：病人用鼻深吸气扩张上胸部，不使用颈部和双肩的辅助肌肉，治疗人员可轻轻压迫上胸部作为刺激，用嘴缓慢呼气，治疗人员可稍压迫上胸部，尽可能协助病人延长呼气时间。

（2）肋侧部呼吸练习：下段肋骨向侧方扩展，但不用上胸部和双肩，为使膈肌得到训练，必须扩张到胸前的下段肋骨，治疗人员同样可把手放在胸前下段肋骨处，帮助病人在吸气时扩张，在呼气时轻轻压迫。

3. 适应证

（1）心脏、肺及上腹部手术前后：术前教会病人练习，术后积极练习以防止肺部并发症的发生。

（2）慢性气道阻塞病人：通过训练加强呼吸肌耐力。

4. 禁忌证

一般无严格禁忌证。

三、雾化吸入

1. 方法和原理

（1）喷射式雾化器：以压缩空气或氧气作为驱动力。气雾微粒大小和每分钟气雾量受压缩气源气流量影响，一般置入药液 4～6 mL，耗液 0.5 mL/min，雾化吸入时间为 5～15分钟。

（2）超声雾化器：通过超声发生器薄板的高频震动将液体转化成微粒，产生的气雾量要比喷射雾化器大，耗液量 1～2 mL/min。

（3）呼吸机雾化吸入：可在呼吸支持的同时进行雾化吸入。

2. 适应证

（1）呼入气体过于干燥：如氧疗时高压氧源和氧气筒内气体湿度很低。

（2）高热、脱水病人。

（3）呼吸急促或过度通气病人：气道丢失水分和热量。

（4）痰液黏稠、咳痰困难：加强雾化有利于分泌物排出。

（5）气管旁路：如气管插管或气管切开病人。

3. 注意事项

（1）定期消毒雾化器，以免污染和交叉感染。

（2）长期雾化吸入抗菌药物应监测细菌耐药，体内菌群失调和继发霉菌感染等副作用。

（3）能引起过敏反应的药物，如青霉素类，在吸入前应先做过敏试验。

（4）油性制剂及对呼吸道有较强刺激的药物不宜做雾化吸入。

（四）普通氧疗

1. 适应证

一般来说，$PaO_2 > 60$ mmHg 氧离曲线正常，$SpO_2 > 90\%$，氧的供应下降甚少，一般不需氧疗；但当 $PaO_2 < 60$ mmHg 时，SpO_2 下降明显，氧供减少，氧疗有益无害。

2. 氧疗存在的主要危险

（1）呼吸中枢借助缺氧作为兴奋条件的病人，因氧疗使驱动力消失，有导致通气量进一步下降的危险。

（2）长期吸入高浓度氧有氧中毒的危险。

3. 操作方法

（1）低流量经鼻吸氧：低流量氧疗的标准仪器是经鼻导管或鼻塞（图 3.22.1），以 $1 \sim 6$ L/min 的流速输送氧到鼻咽部。将管前端有突起的一端插入一侧鼻腔，对鼻腔刺激小，其吸入氧浓度与氧流量有关。$FiO_2 = 21\% + 4 \times$ 氧流量（L/min）。

优缺点：用鼻塞吸氧的主要优点是使用简便、患者易接受且不妨碍患者吃饭和交谈。其主要缺点是不能提供高浓度的氧，尤其对那些有高通气需求的患者。

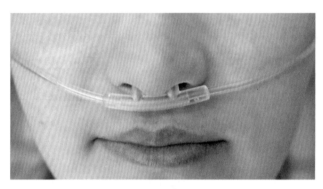

图 3.22.1　鼻塞吸氧

（2）标准面罩（图 3.22.2）：面罩被认为是一个储存系统，因其本身就具有 $100 \sim 200$ mL 容积。标准面罩输送氧的速率为 $5 \sim 10$ L/min；最低流速 5 L/min 的气流才能清除面罩中的呼出气体。面罩侧边的呼气出口允许室内空气进入。在安静呼吸状态下，标准面罩可达到的最大 FiO_2 约为 60%。

优缺点：与经鼻塞低流量吸氧相比，标准面罩吸氧可提供稍高的最大 FiO_2，但与鼻塞吸氧相同，其 FiO_2 亦随患者通气需求而变化。面罩比鼻塞吸氧有更多限制，并且会阻碍患者经口进食。

（3）带有储气袋的面罩：带有储气袋的标准面罩可使氧储备增加 $600 \sim 1000$ mL（依据储存袋的大小）。如果储气袋保持充气状态，患者吸入的气体将主要来自这个袋中。储气袋有两种类型：部分循环呼吸型和无循环呼吸型。

① 部分循环呼吸型（图 3.22.3）：图 3.22.3 所示的装置就是一个部分循环呼吸型储气袋。该装置可将呼气初期呼出的气体返回到储气袋。随着呼气的进行，呼气流速逐渐下降，

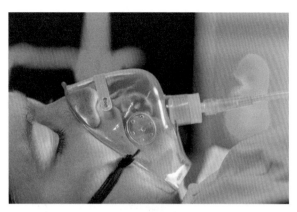

图 3.22.2　面罩吸氧

当呼气流量降至氧流速以下时,呼出气体不再进入储气袋。呼气初期呼出的气体来自上呼吸道(解剖生理无效腔),因此这部分被循环呼吸的气体富含氧气但包含很少的二氧化碳。患者可经面罩上的呼气出口吸入室内空气,但因储气袋中的气体在正压之下,吸入气体主要还是来自储气袋。部分循环呼吸型装置能够实现 FiO_2 约为 70%。

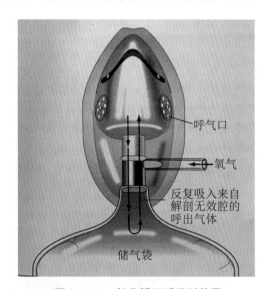

图 3.22.3　部分循环呼吸型装置

呼出气体最初的 100～150 mL(解剖生理无效腔)返入储气袋循环吸

入。当呼出气体的流速低于氧流速时,呼出气体不再进入储气袋。

② 无循环呼吸型(图 3.22.4):图 3.22.4 所示的装置即为无循环呼吸型系统。面罩上的呼气孔被片状物盖住,既允许气体呼出又能阻挡室内空气进入。在储气袋与面罩之间也有一个单向阀,允许从袋中吸入气体又可阻止呼出气体再进入袋内(阻止了呼出气体的再循环)。无循环呼吸型装置理论上可使 FiO_2 达到 100%,但实际上能实现的最大 FiO_2 接近 80%(因为面罩周围存在缝隙)。

优缺点:储气袋的主要优点是能够输送更高浓度的可吸入氧气。其缺点与之前所述的面罩吸氧相同。此外,支气管扩张药物雾化治疗时无法使用储气袋装置。

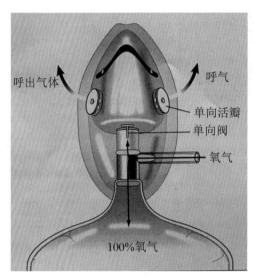

图 3.22.4　非循环呼吸型装置

面罩呼气口的片状物阻止室内气体吸入,面罩与储气袋
之间的单向阀防止呼出气体进入储气袋循环呼吸。

（4）夹带空气装置:夹带空气最初起源于 Venturi 效应（即当流体通过管道狭窄处时流体压力下降）,因此使用这些装置的面罩被称为 Venturi 面罩（图 3.22.5、图 3.22.6）。夹带空气装置属于高流量系统,可运输恒定浓度的氧。氧气入口的末端狭窄,这会产生高速气流（可与花园浇水用的软管头喷出的水速度相比）。这个装置还可产生一种被称为黏性阻力的剪切力,能够将室内空气通过夹带空气口吸入装置。进入面罩中的氧气流速越高,那么被夹带的空气就越多,这样就能保持吸入氧浓度的恒定。这个装置产生的终末气体流速可大于 60 L/min,这超过了大部分呼吸衰竭患者的吸气流速。吸入氧浓度可随着装置上夹带空气入口大小的改变而变化,变化范围为 24%~50%。

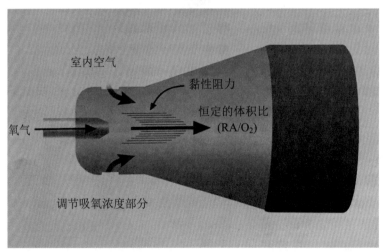

图 3.22.5　Venturi 面罩原理图

空气夹带装置的功能。氧气入口狭窄致高速气流产生黏性阻力,牵引室内空气进入。尽管氧气流速发生变化,但"射流混合"可使吸入氧保持恒定。

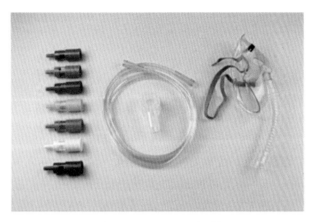

图 3.22.6 Venturi 面罩

（5）高流量经鼻吸氧（图 3.22.7）：氧输送最新技术（成人）就是高流量经鼻吸入加温加湿气体。把氧气加热至人体温度并用水使之过度饱和（相对湿度达 99%）时，通过较宽的鼻塞输送流速高达 40~60 L/min 的氧也不会产生不适感和黏膜损伤。已发售的高流量经鼻吸氧产品（vapotherm，stevensville，MD）可调节流速（10~40 L/min），吸入氧浓度（21%~100%）和温度（通常保持 37 ℃）。

优缺点：高流量经鼻吸氧的平衡显示其百利而无一害（目前为止）。其优点包括改善氧合和气体交换，另外对有难治性低氧血症的患者在避免气管插管和机械通气方面也可能有作用，未来一定会有更多关于这种颇具前景的氧疗方式的报道。

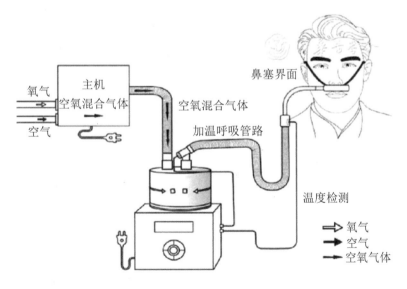

图 3.22.7 高流量经鼻吸氧原理图

4. 注意事项

$FiO_2 > 60\%$ 且时间超过 48 h 的患者 60% 会发生肺氧中毒。因此，最好的办法就是将吸氧浓度降至能耐受的最低水平，如维持动脉血氧饱和度 ≥90% 的最低吸氧浓度。

五、吸痰

操作方法及注意事项：

（1）检查吸引设备。

（2）病人体位：头侧向一侧，并略向后仰。

（3）途径：经鼻腔、口腔及气管插管或气管切开导管吸痰。

（4）插入吸痰前，先打开吸引器开关，但放松侧孔，待吸痰管插入气管一定深度时，按闭侧孔即可吸痰。吸痰时应自下而上慢慢移动，并左右旋转，以吸净痰液，防止固定一处吸引损伤黏膜。吸痰管取出后，吸水冲洗管内痰液，以免阻塞。关上吸引器开关。

（5）吸痰时间：一次不应超过 15 秒。间隔时间视病人痰量多少而定。

（6）吸痰管：质地不能过硬，气管内吸痰时吸痰管管径要小于气管内径的 1/2。口腔、鼻腔吸痰管应与气管插管及气管切开的吸痰分开。

（7）检查鼻腔黏膜、口腔黏膜有无损伤。

> **思考题**

患者，男，75 岁，因"咳嗽、咳痰、气促加重 5 天"来诊。有慢性阻塞性气道疾病史。动脉血气分析：pH 7.16，动脉血二氧化碳分压（$PaCO_2$）80 mmHg，动脉血氧分压（PaO_2）54 mmHg。该患者选择何种氧疗方式？

参考文献

［1］ 王辰.呼吸治疗教程［M］.北京：人民卫生出版社，2014.

［2］ 朱蕾.机械通气［M］.上海：上海科学技术出版社，2014.

［3］ 邱海波，黄英姿.ICU 检测与治疗技术［M］.上海：上海科学技术出版社，2009.

（汪　彤）

实验二十三　机械通气

实验目的

(1) 掌握:呼吸机通气模式的选用和常用参数调节。
(2) 熟悉:各种常用呼吸机的功能特点。
(3) 了解:呼吸机的基本结构和组成。

实验内容

(1) 结合病例掌握初始机械通气的参数设置。
(2) 呼吸机管路的连接。

实验方法

多媒体演示、教师示范及情景模拟教学,结合病例掌握初始机械通气的参数设置。需以下器材:呼吸机一台、呼吸机管路及湿化装置一套、模拟肺一个(可调节肺顺应性和气道阻力)及氧源。

实验步骤

一、呼吸机管路的连接及机械通气初始设置的步骤

第一步:连接电源、气源、呼吸机管路及湿化装置。

第二步:开机(先空气压缩机后主机)并自检。

第三步:选择患者(成人/儿童),输入理想体重(男)$= 50 + 0.91 \times$(身高-152.4)/理想体重(女)$= 45 + 0.91 \times$(身高-152.4)。

第四步:选择应用的通气模式(A/C)。

第五步:吸入氧浓度(FiO_2)设定。初始机械通气时 FiO_2 100%,然后根据氧合的情况滴定 FiO_2 水平,一般情况下 $SpO_2 > 92\% \sim 94\%$。在严重 ARDS 时,$SpO_2 > 88\%$ 即可。

第六步:潮气量(V_T)设定:V_T 设置为 $8 \sim 12$ mL/kg。ARDS 应采用小潮气量通气,V_T 在 $5 \sim 8$ mL 以避免平台压(P_{plat})> 30 cmH$_2$O。

第七步:呼吸频率(RR)设定:根据患者的自主呼吸情况设定合适的 RR,以满足患者通气需求(MV 一般达到 7~8 L/min),根据目标 pH 和 $PaCO_2$ 对 RR 进行滴定调节。

第八步:呼气末正压(PEEP)设定:应用一定水平的 PEEP 以保证氧合并避免过高的 FiO_2。可根据氧合情况滴定 PEEP,一般设为 4~6 cmH_2O(生理性 PEEP),在 ARDS 时需要设置更高水平的 PEEP。

第九步:触发灵敏度设定:设定合适的触发灵敏度以避免患者吸气初期过度呼吸做功,但触灵敏度设置过低也可能导致误触发。压力触发一般初始置于 $-3\sim-1\,cmH_2O$ 或流量触发 1~3 L/min。

第十步:其他参数依据患者实际情况设定:如吸气时间、吸气流速、气流上升速度、气流模式(恒定流速、减速气流)。

第十一步:检查并设置合适的报警参数。

第十二步:连接模拟肺,使呼吸机处于工作状态。

二、机械通气适应证

1. 通气功能异常

(1)呼吸肌功能障碍:① 呼吸肌疲劳。② 胸壁完整性或顺应性异常。③ 神经肌肉病变。

(2)呼吸驱动力减弱。

(3)气道阻力增加或气道梗阻。

2. 氧合障碍

(1)难治性低氧血症。

(2)需要呼气末正压(PEEP)。

(3)呼吸做功明显增加。

三、常用基本机械通气模式的通气形式及特点

1. VCV

无自主呼吸时呼吸机按照预设的 V_T 及 RR 送气;自主呼吸可触发呼吸机同步。按预设潮气量送气:需设定的基本参数包括 V_T、Ti、RR、PIP 上限;恒定流速、时间切换。

不足:气道压不恒定;峰值流速不足可能导致空气饥饿感及呼吸做功增加;固定 V_T、Ti、f 可能导致人机协调性不佳;设置不当可能产生 PEEPi。

2. PCV

无自主呼吸时呼吸机按照预设的 PC、Ti 及 RR 送气;自主呼吸可触发呼吸机同步按预设 PC、Ti 送气:需设定的基本参数包括 PC、Ti、RR;减速气流、时间切换。

不足:V_T 不恒定(通气不足或过度);人机同步性。

3. PSV

预设压力、流速切换（流速降至峰流速的一定比例，例如 25%）的辅助通气，呼吸形式由患者控制；需自主呼吸触发，触发后按预设 PS 送气。

不足：V_T 不恒定（呼吸系统阻力顺应性、PS 水平、吸气努力）；要求呼吸中枢功能完整，呼吸中枢功能不完整或需要较强的呼吸支持可选择 VCV、PCV，自主呼吸中枢功能完整，可逐步降低呼吸支持或撤机可选择 PSV。

 思考题

（1）正常成年人的一般呼吸参数如何设置？

（2）在使用呼吸机的过程中，发现气道压力突然降低、升高或者窒息报警如何处理？

（殷红珍）

149

实验二十四　血流动力学监测

实验目的

(1) 掌握：有创动、静脉穿刺置管技术，有创动脉压监测和中心静脉压的监测技术。

(2) 熟悉：Swan-Ganz 漂浮导管的结构及使用方法，心输出量的测量方法——热稀释法（PICCO）。

(3) 了解：无创血压监测方法。

实验内容

(1) 以颈内静脉及桡动脉穿刺置管为例，演示动静脉穿刺置管技术。

(2) 观看 Swan-Ganz 漂浮导管、PICCO 导管穿刺及测量教学视频。

(3) 演示无创血压具体监测方法。

实验方法

先多媒体讲解，后在模拟人及动物上操作演练。

实验步骤

一、桡动脉穿刺置管术

1. 实验器材准备

清洁盘、选择合适的动脉穿刺针、生理盐水 250 mL 及 500 mL、无菌 5 mL 及 20 mL 注射器及针头、2% 利多卡因、肝素 12500 U、人体模型。

调试有创血流动力学监测仪，使其处于备用状态。用肝素液（1～2 U/mL）冲洗动脉套管针，使动脉冲洗系统及测压换能装置处于备用状态。

2. 穿刺步骤

(1) 充分暴露穿刺部位，确认穿刺部位无感染后行 Allen 试验，试验阴性者做广泛皮肤常规消毒。

（2）术者戴手套或用碘伏消毒左手手指，立于穿刺侧，以左手食指及中指固定欲穿刺的动脉，右手持套管针，在两指间与动脉走向呈 40°刺入，如见鲜血直升入注射器，即表示已刺入动脉，适当降低穿刺角度后再进针约 2 mm，略退针芯，仍见到鲜红色回血后，轻柔置入外套管、固定，并与测压装置连接。

3. 注意事项

（1）局部严格消毒，操作应保持无菌以防感染。

（2）穿刺点应选择动脉搏动最明显处。

（3）留置的导管用肝素液持续冲洗，滴速为 3 mL/h，肝素浓度为 1～2 U/mL，保证管道通畅，避免局部血栓形成和远端栓塞。

二、颈内静脉穿刺置管术

1. 实验器材准备

清洁盘、深静脉穿刺包、选择合适的中心静脉导管一根、穿刺套管针一根、生理盐水 250 mL 及 500 mL 各一瓶、无菌 5 mL 及 20 mL 注射器及针头各一副、2%利多卡因 5 mL 一支、肝素 12500 U 一支、人体模型。

调试血流动力学监测仪，使其处于备用状态。准备生理盐水输液装置及静脉测压导管。

2. 穿刺步骤

（1）模拟人平卧位，头低 20°～30°或肩高头低位，头转向对侧（一般多取右侧穿刺）。找出胸锁乳突肌的锁骨头、胸骨头和锁骨三者所形成的三角区，该区顶点即为穿刺点，如解剖标记不明显，可取平卧位后将头抬高，以显露胸锁乳突肌的轮廓，或取环状软骨右侧旁开 2 cm 为穿刺点。

（2）常规消毒皮肤，铺消毒洞巾。

（3）检查中心静脉导管是否完好，用生理盐水冲洗，排除空气后备用。

（4）用 5 mL 注射器抽取 2%利多卡因行穿刺点及进针方向浸润麻醉。

（5）术者右手持穿刺针进行穿刺，穿刺方向与矢状面平行，与冠状面呈 30°，向下向后及稍向外进针，指向胸锁关节的下后方，边进针边回抽。

（6）见有明显的静脉回血后，左手固定穿刺针，右手取导引钢丝，自穿刺针后插入导引钢丝，拔除穿刺针，用扩张器扩张皮肤，在导引钢丝引导下将静脉管置入静脉，取出导引钢丝，固定导管，以无菌纱布覆盖并固定。

3. 注意事项

（1）颈内静脉穿刺，如技术操作不当，可发生气胸、血胸、血肿、气栓、感染等并发症，故不应视作普通静脉穿刺，应掌握适应证。

（2）躁动不安而无法约束者，不能取肩高头低位的呼吸急促患者、胸膜顶上升的肺气肿患者，均不宜实行此术。

（3）严格无菌技术，预防感染。

（4）由于上腔静脉常为负压，置管应防止气栓栓塞。

(5) 防止血液在导管内凝聚,可用稀释的肝素液定期冲洗。

三、有创动脉压(ABP)和中心静脉压(CVP)监测

1. 实验器材准备

1%氯胺酮一支、肝素一支、硫喷妥钠一支、2%利多卡因一支、生理盐水500 mL一瓶、输液架一个、头皮静脉针一个、成年家兔一只、生命体征监测仪一台、塑料烧杯一个、玻璃烧杯一个、5 mL注射器三副、10 mL注射器三副、兔台一个、气管插管用具一套、动物呼吸机一台、动脉夹一个、细塑料管(或硬膜外导管)一根、大缝皮针一个、5号针头一个。

2. 实验步骤

(1) 开启电脑,将生物机能系统和电脑连接,进行生物机能参数的设置。

(2) 将换能器管道系统充满肝素生理盐水,排尽气泡备用。

(3) 固定兔,分别在兔的右上肢、右下肢、左上肢插上心电极或头皮针,并与心电传感线相接。在局部麻醉下分离颈总动脉并进行颈总动脉插管,并和换能器管道系统连接,以便监测血压。分离颈内静脉并进行颈内静脉插管,并和换能器管道系统连接,以便监测CVP。

(4) 描记正常血压和CVP波形后,用注射器缓慢抽取兔静脉血10～20 mL,观察血压和CVP波形变化。待血压降至稳定水平10分钟后,缓慢回注兔静脉血,观察血压和CVP恢复情况。

(5) 停止实验,保存实验结果。

四、无创血压的测量

1. 实验器材准备

台式血压计一台。

2. 测量步骤

(1) 检查血压计,选择合适的袖带宽度。理想袖带的气囊宽度应至少等于右上臂围的40%,气囊长度至少包绕上臂围的80%,气囊宽度与长度的比值为1:2。

(2) 被测量者在安静环境下休息5～10分钟,取仰卧位或者坐位,保持血压计零点、肱动脉与心脏同一水平。

(3) 驱尽袖带内空气,气袖均匀紧贴皮肤缠于上臂,松紧以能放入1指为宜,下缘距肘窝2～3 cm。听诊器置于袖带外的肱动脉位置。

(4) 按照要求测量血压:向袖带内充气至肱动脉搏动消失,再充气使汞柱上升约20 mmHg,以每秒2～5 mmHg的速度使汞柱缓慢下降,听到动脉搏动的第一声为收缩压(SBP),最终声音消失为舒张压(DBP)。

(5) 测量完毕,排尽袖带余气,关闭血压计开关,记录血压数值。

五、观看教学视频

观看 Swan-Gans 漂浮导管、PICCO 导管穿刺及测量教学视频。

思考题

（1）常见桡动脉穿刺置管及颈内静脉穿刺置管的并发症有哪些？
（2）颈内静脉穿刺的定位方法有哪些？

（袁 荆）

实验二十五　急性呼吸窘迫综合征实验

实验目的

(1) 掌握:急性呼吸窘迫综合征的病理生理特点、临床表现和治疗原则。

(2) 熟悉:急性呼吸窘迫综合征的病理学分期特点。

(3) 了解:急性呼吸窘迫综合征的发病机制。

实验方法

本次实验用家兔经气道内给予 pH = 1.5 的盐酸模拟急性呼吸窘迫综合征(acute respiratory distress syndrome,ARDS)动物模型,通过观察造模前后呼吸频率、心率、血气分析及肺脏大体外观变化情况。

实验内容

(1) 通过 ARDS 家兔模型观察基本病理生理改变。

(2) 动物模拟 ARDS 的呼吸治疗策略。

实验步骤

一、实验动物

成年家兔,体重 2.0~3.0 kg,雌雄不拘。

二、实验器材

1. 器材

小动物人工呼吸机 ZS-MV-HXB、生物信号采集处理系统、血压换能器、兔手术台、常用乳类动物手术器械、止血钳、动静脉穿刺针、动脉夹、照明灯、纱布、丝线、注射器、三通管、气管套管。

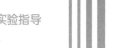

2．药物

20%乌拉坦、肝素生理盐水、生理盐水、利多卡因、盐酸、罗库溴铵。

三、实验步骤

1．麻醉

取家兔一只，按 5 mL/kg 剂量耳缘静脉注射 20%乌拉坦麻醉，注意观察麻醉深度，待角膜反射消失后仰卧位固定于操作台。

2．气管切开

将动物仰卧固定于实验台上，剪去颈前区被毛，利多卡因局部浸润麻醉，在甲状软骨下切开正中皮肤约 6 cm、钝性分离皮下组织和肌肉，充分暴露气管及颈动脉，在甲状软骨下纵向切开 2～3 个软骨环，行气管切开置入 3.0～3.5 号气管插管并固定。稳定后观察自主呼吸情况。

3．动脉内置管

分离右侧颈动脉，用 24 G 动脉留置针进行颈动脉内置管，连接压力传感器，管道系统提前预充 0.5%肝素钠并排除残余气体，连接三通管待血气分析采血用；传感器校零，开始测压。

4．急性呼吸窘迫综合征模型制作

将 pH＝1.5 的盐酸 3 mL/kg（配制方法：36%浓盐酸 0.45 mL 加生理盐水 50 mL），其中先左侧卧位气管插管内缓慢滴入 1.5 mL/kg，再右侧卧位缓慢滴入 1.5 mL/kg，建立急性呼吸窘迫综合征模型，连接呼吸机。

四、观察指标

1．呼吸频率、心率及血气分析

分别于造模前及造模后 30 分钟及 1 小时观察家兔呼吸频率、心率并由预留三通管采集动脉血（先用 5 mL 注射器抽取三通管内动脉血 2 mL，再用含肝素的 1 mL 注射器抽取 0.5 mL 动脉血，然后迅速用橡皮塞封闭针头，避免动脉血与空气长时间接触）对比模型建立前后氧合指数的变化。

2．通气支持治疗

静脉注入罗库溴铵：0.6 mg/kg，连接呼吸机行 PEEP 控制呼吸，潮气量 8 mL/kg，控制气道压小于 30 cmH$_2$O，频率：30 次/分，吸呼比 1∶2，PEEP 5 cm H$_2$O，观察 P$_{ET}$CO$_2$、呼吸变化和 SpO$_2$，30 分钟后取动脉血，观察血气分析结果。

3．肺脏大体外观观察

气管滴注盐酸 1 小时后处死家兔，带气管插管完整取出肺脏，观察肺脏大体外观；连接呼吸机行机械通气（8 mL/kg），初始 PEEP 0 cmH$_2$O 观察通气状态下肺脏外观情况，然后行肺复张并分别设置 PEEP 为 $5\,cmH_2O$、$10\,cmH_2O$、$15\,cmH_2O$ 条件下肺脏大体外观。

4. 肺脏湿干比值测定

急性呼吸窘迫综合征模型家兔肺脏称重后 60 ℃ 烘箱放置 48 小时，再次称重计算肺组织湿干比；湿干比（W/D）＝肺组织干燥前重量/干燥后重量及肺脏含水量。一般正常家兔肺湿干比 4.1～4.6。

 思考题

患者，女，36 岁，因"咳嗽胸闷伴发热 4 天"入院，门诊查胸部 CT 提示双肺多发斑片状影；拟诊社区获得性肺炎收入院。入院查体：身高 165 cm，体重 75 kg，SpO_2 88%，BP 136/75 mmHg，RR 28 次/分，神清，精神烦躁，口唇发绀，呼吸促，双肺呼吸音粗，可闻及散在湿性啰音，HR 110 次/分，律齐，腹平软，双下肢不肿。予以经鼻高流量吸氧（FiO_2：70%），但患者氧饱和度改善不明显，呼吸窘迫明显，急查血气：PH 7.32，PaO_2 56 mmHg，$PaCO_2$ 26 mmHg，BE-4 mmol/L，Lac 3.5 mmol/L；遂予以气管插管呼吸机辅助通气等治疗。问：

（1）患者诊断考虑什么？

（2）患者低氧的病理生理机制是什么？

（3）呼吸机参数如何设置？

（瞿　芮　陈　群）

实验二十六　失血性休克实验治疗

➔ 实验目的

(1) 掌握:失血性休克的病因及诊治。
(2) 熟悉:失血性休克的病理生理及各种治疗措施的不同效果。
(3) 了解:失血性休克的分期及其与微循环变化的关系。

➔ 实验内容

(1) 复制家兔失血性休克动物模型。
(2) 观察失血性休克时动物的主要临床变化及肠系膜微循环变化。

➔ 实验方法

放血法制作家兔失血性休克动物模型,观察失血性休克动物的病理生理学变化。

➔ 实验步骤

一、实验动物

成年家兔,体重2.0~3.0 kg,雌雄不拘。

二、器材与药品

1. 器材

RM6240生物信号采集处理系统,血压换能器,兔手术台,常用乳类动物手术器械一套,止血钳,眼科剪,动静脉穿刺针,动脉夹,照明灯,纱布,丝线,注射器,三通管。

2. 药品

20%乌拉坦,0.2%肝素生理盐水,5%碳酸氢钠,生理盐水,多巴胺,去甲肾上腺素,肾上腺素。

三、方法和步骤

1. 实验动物准备

（1）麻醉与固定：经耳缘静脉注射20%乌拉坦（5 mL/kg）进行麻醉，仰卧位固定于兔手术台。

（2）手术：① 颈部手术：剪去颈部被毛，行颈部正中切口，钝性分离颈部肌肉，暴露颈部气管和血管神经鞘，分离左、右侧颈总动脉和右侧颈外静脉，分别置双线备用。② 输尿管手术：在耻骨联合上做5 cm正中纵切口，找出膀胱，排空尿液后，拉出腹腔，在背面膀胱三角区找出双侧输尿管开口，分离输尿管，用22 G针做输尿管插管，连接静脉延长管至量杯内记录尿量（测定滴速）。

（3）肝素化：经耳缘静脉注射肝素1000 U/kg抗凝。

（4）血管插管：① 左侧颈总动脉插管：将分离出的左侧颈总动脉远心端用线结扎，近心端用动脉夹将动脉夹住。在远心端结扎线下方用眼科剪在动脉上做一小"V"形切口，将动脉插管朝心脏方向插入动脉，确认插入动脉后用备用线将血管与插管结扎固定，再将结扎线固定于插管上，防止插管从血管中滑脱，打开动脉夹，记录血压曲线。为避免插管内血液凝固，静脉注射肝素。同样方法进行右侧颈总动脉插管。② 右侧颈总动脉插管：方法同上。通过输液管连接三通管，再连接动脉插管。打开右侧颈总动脉动脉夹，少量放血，使血压降至60 mmHg，血压稳定后，夹闭右颈总动脉，记录并观察血压变化。待血压、呼吸稳定后，再放血，使血压降至40 mmHg。在维持期间的30分钟内使血压维持在40 mmHg，记录并观察血压变化，记录放血总量。③ 右侧颈外静脉插管：提起近心端的线，于血管充盈后结扎远心端，靠近结扎线处剪一小口，将已排完空气并与测中心静脉压和输液的装置相连的静脉插管插入右侧颈外静脉内5～7 cm（可见液面随呼吸上下移动），并结扎、固定，慢速度（5～10滴/分）输液。导管通过三通管连输液瓶和压力换能器，用来测定中心静脉压（CVP）和输液。

2. 仪器操作

开机后启动计算机RM 6240生物信号采集处理系统，接通压力传感器。选择显示器"实验"→"循环试验"→"兔血压血压调节"，打开一通道，快速调零。

3. 观察项目

（1）观察放血前动物的皮肤黏膜颜色、血压、心率、呼吸、尿量、中心静脉压、肠系膜微循环、肢体体温。

（2）将50 mL注射器连接于右侧颈总动脉插管上，放松动脉夹，第一次快速少量放血，使血压较快地下降至60 mmHg，停止放血，观察10分钟内各项指标的变化。

（3）待血压、呼吸稳定后行第二次放血，使血压降至40 mmHg，并在该水平上维持30分钟，记录并观察血压变化，记录放血总量。

（4）将注射器内放出的家兔自身血液全部从颈外静脉回输，观察血压是否恢复正常。

（5）再次输注适量的生理盐水进行抢救，直至血压恢复正常。

（6）复制长时间失血性休克模型，当输液后血压无明显上升时，使用血管活性药物（去甲肾上腺素、多巴胺)、5%碳酸氢钠,进行抢救,观察血压及心律变化情况;当心率进行性下降或血压降至极限值,予以肾上腺素静推,观察生命体征变化情况。

四、注意事项

(1) 本实验手术较多,做好分工,责任到人,互相协作。

(2) 麻醉要深浅适度,过深,可严重抑制呼吸;过浅,动物疼痛挣扎,影响观察,甚至引起神经源性休克。

(3) 手术操作应轻柔、准确,减少手术出血和不必要的创伤。

(4) 家兔应经肝素化后再做各血管插管,动静脉装置均应排除空气。

(5) 抽血使用的注射器应事先用肝素处理。

▶ 思考题

(1) 本实验使用什么方法复制休克动物模型?

(2) 以本实验结果说明失血性休克的发生发展。

(3) 本实验中血压、中心静脉压、肠系膜微循环、呼吸、尿量、温度、皮肤黏膜颜色如何变化? 为什么?

(4) 本实验采用了哪些抢救措施? 机制是什么?

(5) 临床上失血性休克病人如暂无血液输入时,应如何抢救? 请设计抢救方案。

(秦雪梅)

实验二十七　重症超声

重症肺脏超声

实验目的

（1）掌握：肺部超声的正常/异常声像和常见检查部位。
（2）熟悉：肺脏超声检查的基本手法。
（3）了解：超声波检查的基本原理；常见肺部疾病的异常超声声像。

实验内容

（1）PPT 教学讲述超声波检查的基本原理，肺部超声的正常/异常声像和常见检查部位。
（2）现场教学肺脏超声检查的基本手法、检查部位和正常超声声像。
（3）结合病史、超声声像进行案例分析。

实验方法

多媒体演示、教师示范和视频教学。

实验步骤

一、实验器材准备

超声设备一台、模特、耦合剂。

二、检查步骤

1. 常见超声探头的介绍

具体见图 3.27.1。

探头类型	线阵探头	凸阵探头	相控阵探头	腔体探头
	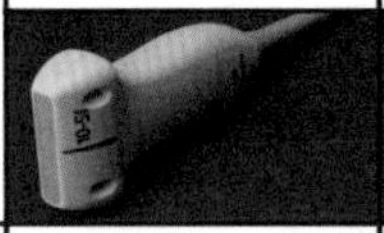	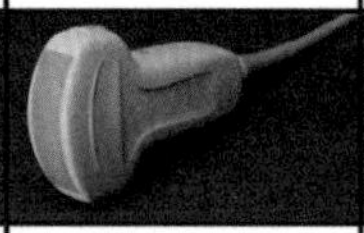	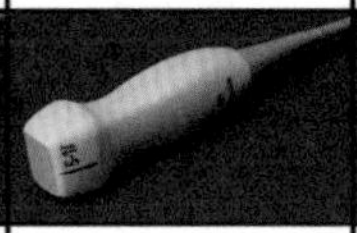	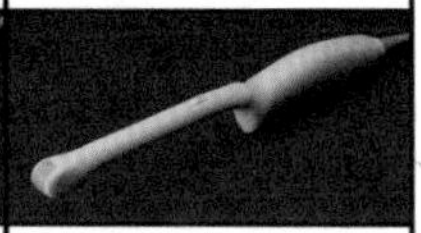
频率范围	5~10 MHz	2~5 MHz	1~5 MHz	5~8 MHz
成像深度	9 cm	30 cm	35 cm	13 cm
探头宽度	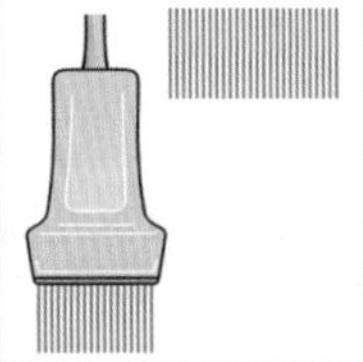	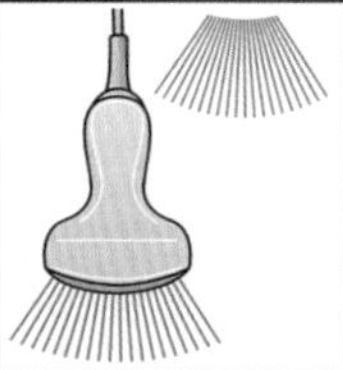	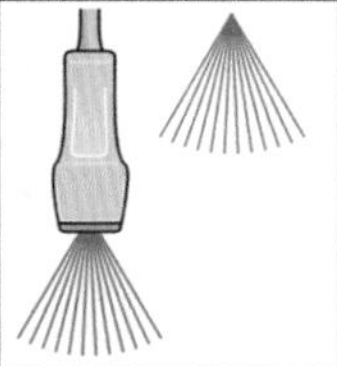	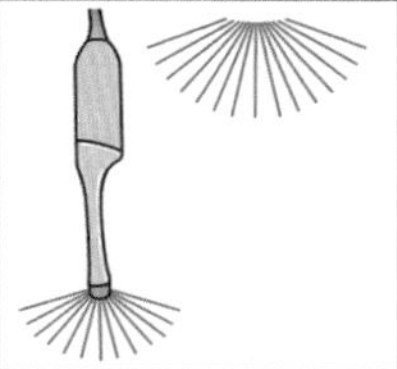

图 3.27.1 常见超声探头介绍

2. 肺部超声检查手法和常见检查部位

（1）检查手法。

具体检查手法有四种方法（图 3.27.2）：滑动（sliding）、旋转（rotating）、倾斜（tilting）、摆动（rocking）。

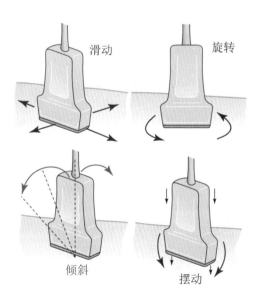

图 3.27.2 超声探头常见检查手法

① 滑动：是指探头在皮肤表面移动，是探头和皮肤之间接触点移动的过程。

② 旋转:是指以探头的中轴线像旋螺丝一样扭动探头。

③ 倾斜:也叫作扫描(sweeping),成扇形(fanning)或成角(angling),指改变成像平面的角度,与此同时维持与皮肤的接触点不变。

④ 摆动:是指让超声束朝向或远离探头的定位标记或切迹,同时保持与皮肤接触点不变。

(2) 检查位置定位。

蓝点与 PLAPS 点,具体见图3.27.3。蓝点:双手(除去拇指)置于胸壁,左手上缘毗邻锁骨,右手下缘对应膈肌线,即双手覆盖区域相当于单侧肺区。上蓝点为左手第三、四掌指关节处;下蓝点为右手掌中心。PLAPS 点探头正确位置:检测 PLAPS 点时,探头需要对向天空。

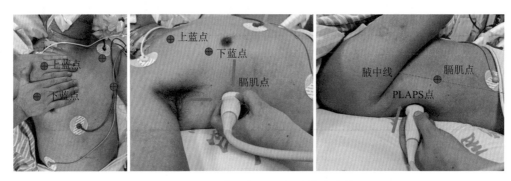

图3.27.3 蓝点与 PLAPS 点体表定位

(3) 检查部位。

肺脏超声8区扫描方案(eight zone examination),具体见图3.27.4。每侧4个区域,区域1和2分别表示上前胸和下前胸;区域3和4分别表示上侧胸和基底侧胸部。

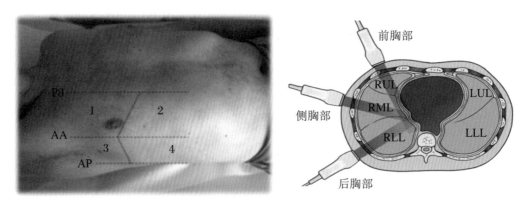

图3.27.4 肺脏超声8区扫描体表定位

3. 模拟正常/异常的肺部超声声像

(1) 肺部超声探头的放置。

纵向放置:"蝙蝠征",上下肋骨影是"蝙蝠的翅膀";倾斜放置:避免肋骨影,最大化地显示胸膜线(图3.27.5)。

(2) 正常肺部超声——肺滑动征(lung sliding)、A 线(A lines)。

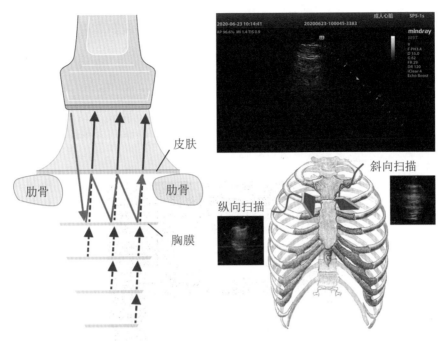

图 3.27.5 肺部超声探头维持的放置、A 线产生的原理

A 线超声垂直投射于胸膜-肺表面,表现为等距离排列的多条回声,其强度依次递减。亦可见于 COPD、哮喘、肺栓塞。肺滑动征:在肋骨线深面可见一条随呼吸运动来回滑动的高回声线,为"胸膜线"。

(3) 正常肺部超声——胸膜搏动征。

胸膜搏动征是指胸膜线在壁层胸膜中随着心脏搏动而进行的细微有节奏的运动,当气胸发生时,空气作为超声波的障碍物会产生全反射,胸膜滑动征、胸膜搏动征将消失。胸膜滑动征和胸膜搏动征的意义在于排除气胸。

(4) 正常肺部超声——沙滩征(seashore sign)。

沙滩征是 M 型超声下胸膜线上的平行线,代表相对固定不动的胸壁,其下沙粒状图像代表正常的肺实质,为肺正常动态征象与 B 超下胸膜滑动征相对应(图 3.27.6)。

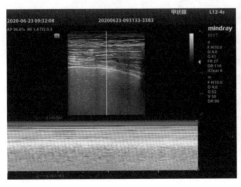
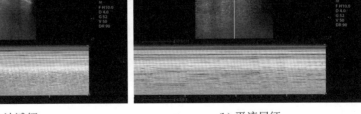

(a) 沙滩征　　　　　　　　　　　　　(b) 平流层征

图 3.27.6 肺部超声声像——沙滩征和平流层征

（5）异常肺部超声——平流层征（stratosphere sign）。

平流层征是 M 型超声下为平行的水平线，延伸穿过整个视野。它意味着胸膜线及以下部位无任何移动，与 B 超下胸膜滑动征缺失相对应（图 3.27.6）。

（6）异常肺部超声——肺点（lung point）。

肺点是诊断气胸的特殊超声征象（图 3.27.7）。M 型超声下平流层征替代沙滩征的临界点称为肺点，灵敏度低、不常见，但特异性高。B 型超声下胸膜滑动征交替出现和消失。常位于侧部、后部。由于部分塌陷的肺随着呼吸周期，吸气时肺贴近胸壁，呼气时远离胸壁。不但有助于气胸的诊断，还有助于确定气胸的范围。

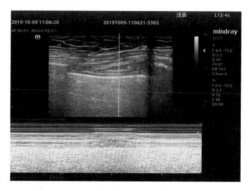

图 3.27.7　异常肺部超声——肺点

（7）异常肺部超声——B 线（B lines）。

B 线是从胸膜线出现延伸至屏幕底部的离散垂直混响伪像影，与肺滑行同步运动，亦称为彗尾征（comet tail）。大量 B 线是肺间质综合征（肺水肿）的征象，其数量随着空气含量的降低和肺组织密度的增加而增多，由于 B 线位于胸膜线以下，故 B 线的出现亦可排除气胸的存在（图 3.27.8）。

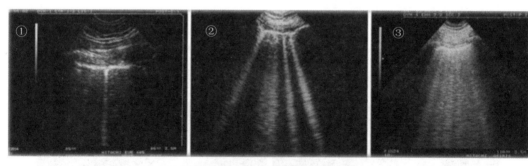

图 3.27.8　异常肺部超声——B 线

① 单一 B 线无病理意义。通常两肋间隙超过 2 条的 B 线存在意义。

② B 线间距约 7 mm，称为 B7 线，由增厚的小叶间隔导致，为间质性肺水肿。

③ B 线间距为 3 mm 或更小，称为 B3 线，符合 CT 检查见到的毛玻璃样改变，为肺泡性肺水肿。

（8）异常肺部超声——肺实变征象（consolidated lung）（图 3.27.9）。

① 组织样征（tissue-like sign）：实变肺组织结构酷似肝脏。

② 碎片征（shred sign）：肺实变部分与正常充气肺组织交界处的碎片样强回声光斑。

③支气管充气征(air bronchograms)：若支气管组织受实变影响严重，则可看到高回声点状影像，吸气时增强。

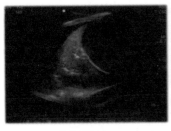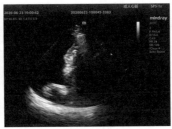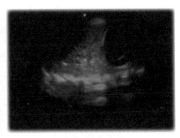

组织样征　　　　　　　　　碎片征　　　　　　　　支气管充气征

图 3.27.9　异常肺部超声——肺实变征象

(9)异常肺部超声——胸腔积液征象(pleural effusion)(图 3.27.10)。

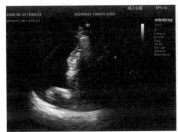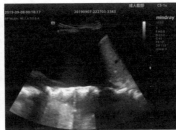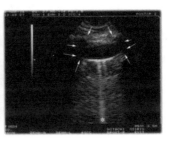

图 3.27.10　异常肺部超声——胸腔积液征象

165

三、肺部超声声像与疾病总结

1. 肺部超声与 CT 的相关性

具体见图 3.27.11。

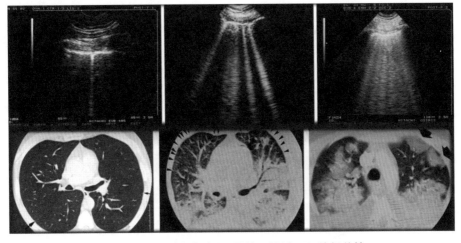

图 3.27.11　肺部超声(不同的 B 线)与 CT 的相关性

2. 肺部超声——ABC 声像模式

肺部超声——BLUE 流程 ABC 声像模式,具体见表 2.27.1。

表 2.27.1　肺部超声——BLUE 流程 ABC 声像模式

声像模式	疾病
A 声像 = A 线 + 肺滑动征	正常 假如有症状,考虑肺栓塞、COPD、哮喘、非肺部疾病
A'声像 = A 线 + 肺滑动征缺失	气胸 胸膜固定 肺容量减少(完全肺不张)
B 声像 = 双侧 B 线 + 肺滑动征	肺水肿,ARDS
B'声像 = 双侧 B 线 + 肺滑动征缺失	肺炎(重症)
A/B 声像 = 单侧 B 线 + 肺滑动征	肺炎(轻症),ARDS(局部),瘢痕
C 声像 = 肺实变征象	肺炎,肺不张(吸收性/压迫性)

3. 肺部超声——BLUE 流程

具体见图 3.27.12。

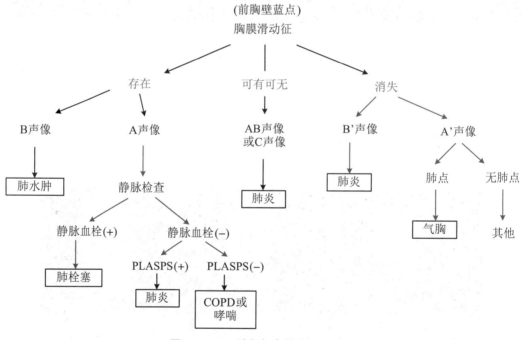

图 3.27.12　肺部超声的 BLUE 流程

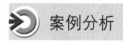 案例分析

患者,女,76 岁,既往有糖尿病、高血压病史,一周前因非 ST 段抬高心肌梗死伴充血性

心力衰竭而收入心脏监护病房,入院后病情稳定,并行心导管检查,在右冠状动脉和左回旋动脉放置支架,左室射血分数估计约35%,生命体征:体温37℃,脉搏120次/分,血压103/55 mmHg,呼吸频率34次/分,无重复吸收面罩吸氧情况下的氧饱和度92%,体格检查患者表现为中度呼吸困难,心音呈心动过速伴不规则,颈内静脉明显怒张,肺部听诊发现呼吸浅快,肺底可闻及散的干啰音,双下肢对称的轻度凹陷性水肿。

(1) 此病例诊断需要考虑什么? 如肺水肿、肺炎、胸腔积液、肺栓塞、心包填塞等?

(2) 图3.27.13所示的超声声像分别是什么?

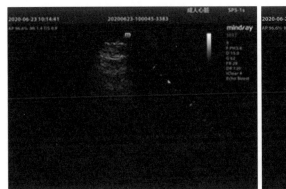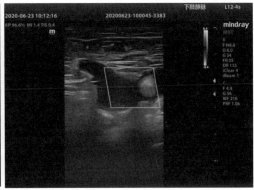

图3.27.13 肺部超声和下肢血管超声声像

(3) 结合上述超声声像,此病例最可能的诊断是什么? 并阐述诊断思路。

(4) 结合此病例阐述胸片/超声检查的优缺点。

 思考题

(1) 胸膜搏动征消失的原因可能有哪些?

(2) 试列举不同疾病的B线特点。

重症心脏超声

实验目的

(1) 掌握:心脏超声的正常/异常声像和常见检查切面。

(2) 熟悉:心脏超声检查的基本手法。

(3) 了解:ICU常见的异常心脏超声声像。

167

![图标] **实验内容**

（1）PTT教学讲述超声波检查的基本原理，心脏超声的正常/异常声像和常见检查部位。

（2）现场教学心脏超声检查的基本手法、检查部位和正常超声声像。

（3）结合病史、超声声像进行案例分析。

![图标] **实验方法**

多媒体演示、教师示范和视频教学。

![图标] **实验步骤**

一、实验器材准备

超声设备一台、模特、耦合剂。

二、检查步骤

1. 常见超声探头的介绍

具体见图3.27.14。

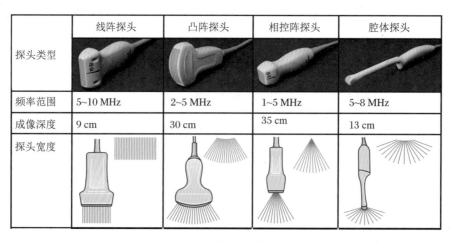

探头类型	线阵探头	凸阵探头	相控阵探头	腔体探头
频率范围	5~10 MHz	2~5 MHz	1~5 MHz	5~8 MHz
成像深度	9 cm	30 cm	35 cm	13 cm
探头宽度				

图 3.27.14　常见超声探头介绍

2. 心脏超声检查手法和常见检查部位

（1）检查手法：有滑动（sliding）、旋转（rotating）、倾斜（tilting）和摆动（rocking）四种。具体如图3.27.15所示。

① 滑动:滑动指探头在皮肤表面移动,是探头和皮肤之间接触点移动的过程。

② 旋转:旋转指以探头的中轴线像旋螺丝一样扭动探头。

③ 倾斜:倾斜也叫作扫描(sweeping),成扇形(fanning)或成角(angling),指改变成像平面的角度与此同时维持与皮肤的接触点不变。

④ 摆动:摆动是指让超声束朝向或远离探头的定位标记或切迹,同时保持与皮肤接触点不变。

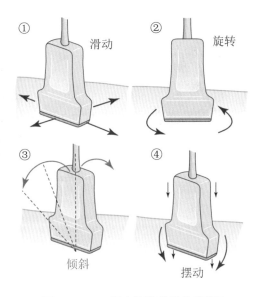

图 3.27.15　超声探头常见检查手法

(2) 常见的经胸心脏超声(transthoracic echocardiography,TTE)切面(图 3.27.16)。

① 标准经胸心脏超声切面(TTE standard):20 个切面。

② 重点经胸心脏超声(TTE focus):2009 年 ACCP 重症超声共识声明 TTE focus 5 个切面,即胸骨旁长轴(parasternal long axis,PLAX)、胸骨旁短轴(parasternal short axis,PSAX)、心尖四腔(apical 4 chamber,A4CH)、剑突下四腔(subcostal 4 chamber,S4CH)和剑突下 IVC(subcostal inferior vena cava,SIVC)。

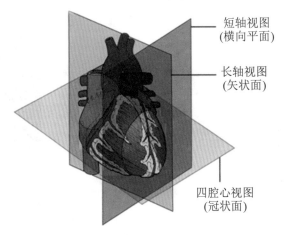

图 3.27.16　重点经胸心脏超声(TTE focus)的部分切面

169

3. 模拟正常的心脏超声声像

（1）TTE focus——胸骨旁长轴（PLAX）：评估左房大小；左心室大小、功能；二尖瓣、主动脉瓣的结构和功能（图3.27.17）。

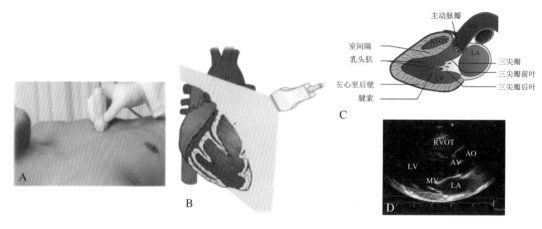

图 3.27.17　胸骨旁长轴切面示意图

（2）TTE focus——胸骨旁短轴（PSAX）：短轴的中室切面是评估 LV 收缩功能和 LV 节段性室壁运动的理想选择；也有助于评估 RV 功能障碍与扩张时形态。大量或中量的心包积液也可在此切面观察到（图3.27.18）。

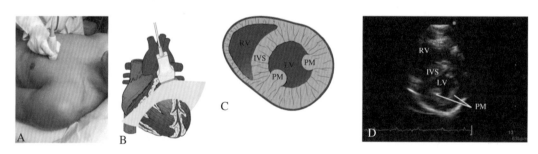

图 3.27.18　TTE 胸骨旁短轴切面示意图

（3）TTE focus——心尖四腔心（A4CH）：可评估 RV、LV 大小和收缩功能，三尖瓣、二尖瓣的结构和功能，心包积液（图3.27.19）。

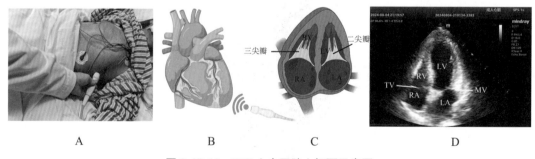

图 3.27.19　TTE 心尖四腔心切面示意图

（4）TTE focus——剑突下四腔心（S4CH）：可评估 RV、LV 大小和收缩功能，三尖瓣、二尖瓣的结构和功能，心包积液和卵圆孔未闭（图3.27.20）。

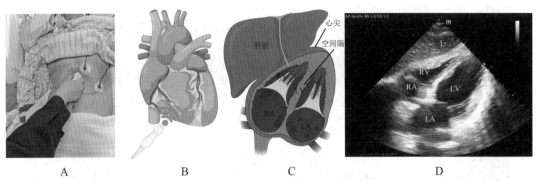

图 3.27.20　TTE 剑突下四腔心切面示意图

（5）TTE focus——剑突下下腔静脉（SIVC）：可用于评估患者容量负荷（图 3.27.21）。

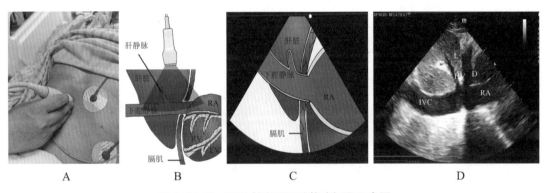

图 3.27.21　TTE 剑突下下腔静脉切面示意图

4. 左心室功能的评估

三个特征用于左室功能评估：心内膜移动、左室壁增厚和二尖瓣移动。

可将 LV 功能定性地分为四个等级：收缩功能正常、收缩功能增强和收缩功能减弱。

（1）左室收缩功能正常：正常情况下左心室收缩末期并非完全排空，平均剩余 30%～50% 的血容量（图 3.27.22）。

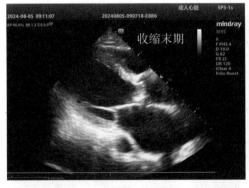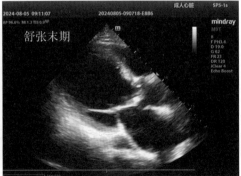

图 3.27.22　左室功能正常心功能图

（2）左室收缩功能增强：收缩末期左心室心腔几乎完全消失，常见于低血容量、外周血管舒张（脓毒性休克）、严重的二尖瓣反流、肺栓塞、甲亢、贫血等（图 3.27.23）。

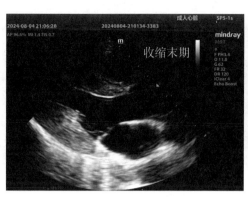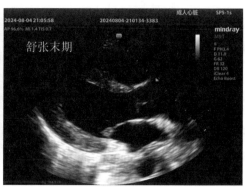

图 3.27.23　左室功能增强心功能图

（3）左室收缩功能减弱：显示心内膜移动减小，心肌增厚减少，二尖瓣前叶与室间隔的距离增加。常见于扩张性心肌病、心力衰竭等疾病。

5. 右心室功能的评估

正常右室大小是左室的 2/3，PSAX 呈新月形，AP4C 呈三角形。评估内容：RV 大小、RV 形状、RV 壁厚度、室间隔、右心收缩功能评判等。

（1）右心室大小的评估：常取 AP4C 切面观察，可分为 3 级：① 正常大小：<2/3 左心室（图 3.27.24(a)）；② 中度扩张：>2/3 左心室（图 3.27.24(b)）。③ 严重扩张：>2 左心室（图 3.27.24(c)）。

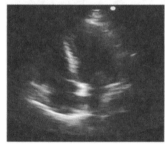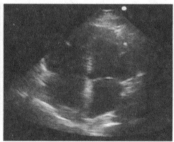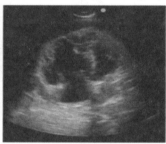

　　(a) 正常大小　　　　　　　　(b) 中度扩张　　　　　　　　(c) 严重扩张

图 3.27.24　右心室大小的评估

（2）右心室形态的评估：常取 AP4C 和 PSAX 切面观察，PSAX 呈新月形，右室扩张时变圆，AP4C 呈三角形；右室扩张时变椭圆（图 3.27.25）。

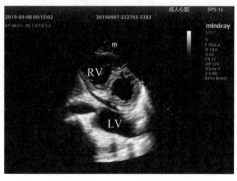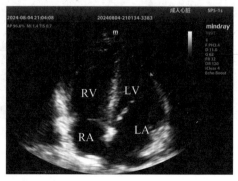

图 3.27.25　右心室形状的评估

（3）右心室厚度的评估：常取 S4CH 切面观察，<5 mm，见于急性右心衰竭或正常；>1 cm，常见于慢性右心衰竭（图 3.27.26）。

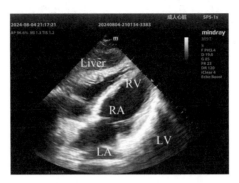

图 3.27.26　右心室厚度的评估

（4）室间隔形态的评估：常取 PSAX 切面观察，AP4C 和 PSAX 切面最为清楚。正常情况下室间隔凸向 RV、LV 呈圆形，右室衰竭时，收缩期室间隔向反方向反弹，LV 呈 D 形（图 3.27.27）。

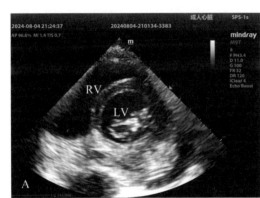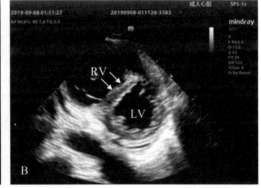

图 3.27.27　室间隔形态的评估

（5）下腔静脉的测量与容量反应性的评估，自主呼吸吸气时，胸腔负压增加，回心血量增加；呼气时，胸腔负压降低，回心血量减少（图 3.27.28）。

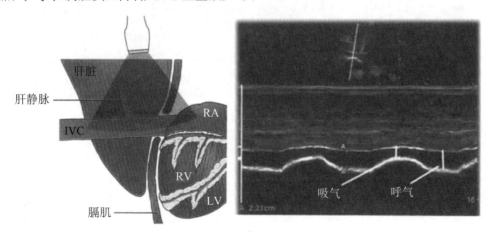

图 3.27.28　剑突下下腔静脉切面

塌陷指数(IVC collapsibility indexc,IVC-CI)自主呼吸时,吸气时 IVC 缩小,呼气时 IVC 扩张。

膨胀指数(IVC distensibility index,IVC-DI):机械通气时,吸气时 IVC 扩张,呼气时 IVC 缩小。

机械通气时 IVC-DI 预测容量反应性的截断值为

$$\frac{\text{IVC}_{max} - \text{IVC}_{min}}{\text{IVC}_{min}} > 18\%$$

$$\frac{\text{IVC}_{max} - \text{IVC}_{min}}{\text{IVC}_{min}} > 12\%$$

自主呼吸时 IVC-CI 预测容量反应性的截断值为

$$\frac{\text{IVC}_{max} - \text{IVC}_{min}}{\text{IVC}_{max}} > 42\%$$

(6) 左室功能的测量:① 视觉评估左室的功能。② 定量测量左室的功能。

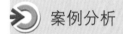 案例分析

患者,女,56 岁,既往有冠心病和心肌病史。生命体征:体温 38 ℃,脉搏 122 次/分,血压 86/40 mmHg,呼吸频率 28 次/分,无重复吸收面罩吸氧情况下的氧饱和度 88%。体格检查:患者表现为中度呼吸困难,颈内静脉明显怒张,肺部听诊发现呼吸浅快,肺底可闻及散在的湿啰音,四肢无水肿。实验室检查:血液和尿液中白细胞增加,乳酸升高,胸片示双肺间质性浸润影,心电图示左束支传导阻滞,最初肌钙蛋白正常。

(1) 此病例诊断需要考虑什么? 如,ARDS(脓毒症并发)、肺水肿、肺炎、胸腔积液、肺栓塞、心包填塞等。

(2) 图 3.27.29 所示的超声声像分别是什么?

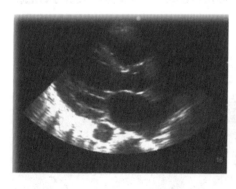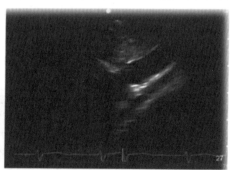

图 3.27.29　心脏超声声像

(3) 结合上述超声声像,此病例最可能的诊断是什么? 并阐述诊断思路。

(4) 结合此病例,阐述胸片/超声检查的优缺点。

思考题

（1）心包积液与心包填塞如何使用超声鉴别？

（2）结合病理生理学描述不同类型的休克心脏超声声像。

参考文献

［1］ Soni N J,Arntfield R,Kory P. Point-of-Care Ultrasound［M］. Philadelphia:Elsevier,2015.

［2］ Lichtenstein D A. Lung Ultrasound in the Critically Ⅲ［M］. Boulogne:Springer,2016.

［3］ 王小亭,刘大为,于凯江,等.中国重症超声专家共识［J］.中华内科杂志,2016,55(11):900-912.

（徐前程　陈　群）

实验二十八　电复律及电除颤实验

实验目的

（1）掌握：电复律、电除颤的操作步骤。
（2）熟悉：电复律与电除颤的适应证。
（3）了解：电复律与电除颤的原理。

实验内容

（1）电复律与电除颤的原理。
（2）飞利浦除颤仪的操作步骤。

实验方法

多媒体讲解、教师操作示范、学生分组训练。

实验步骤

一、电复律与电除颤原理

1. 基本概念

在正常情况下，心脏冲动起源于窦房结，沿传导系统依次传导，引起心脏跳动。但是，假如冲动起源或者传导异常，就会使心脏跳动的频率与节律发生紊乱，即心律失常。在一般情况下，可以使用药物治疗心律失常，但如果发生的是严重的快速性异位性心律失常，并且伴有血流动力学障碍，则需要采用电复律的方法进行救治。

在发生严重的快速性异位性心律失常时，利用除颤仪释放的强大瞬时电脉冲电击心脏，使全部心肌同时完成去极化，电活动停止，导致心律失常的"折返环"或异位兴奋灶被消除，这样心脏最高自律性起搏点——窦房结便获得重新主导心脏节律的机会。这种救治方法称为电复律。简而言之，电复律就是利用外加的瞬时电脉冲来消除快速性、异位性心律失常，使窦房结获得重新主导心脏节律机会的一种救治方法。

承载电复律技术的仪器——除颤仪（defibrillator），该仪器问世已有半个多世纪。1947

年,贝克(Beck)医生首次在开胸手术中,用交流电电击心室颤动(室颤)的心脏而使室颤停止;1956 年,佐尔(Zoll)医生使用第一台体外除颤仪(图 3.28.1),在不开胸的情况下成功挽救了室颤者的生命。由于电复律最初用于终止室颤的发作,故当时称作电除颤;此后佐尔医生又将电复律的应用范围由室颤扩大至其他一些严重的心律失常。1962 年,劳恩(Lawn)医生证明直流电除颤的效果比交流电更好,于是后来绝大多数除颤仪便采用直流电除颤技术。

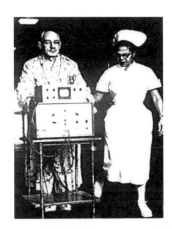

图 3.28.1　早期除颤仪——PM-65 型除颤仪

2. 电复律的模式

电复律是通过除颤仪实施的,根据除颤仪电脉冲的释放是否与患者心电 R 波同步,电复律有"同步"与"非同步"(异步)两种模式。

(1) 同步电复律:如果除颤仪电脉冲释放受患者心电 R 波控制(由 R 波触发放电),那么这种电复律即为同步电复律。同步电复律能够确保电脉冲恰好落在患者心电 R 波的降支上,避开心肌的易损期。

(2) 非同步电复律:如果除颤仪电脉冲释放不受 R 波控制,即与患者心电 R 波无关,那么这种电复律即为非同步电复律。非同步电复律习惯上称作电除颤。

"非同步"为除颤仪的默认模式,也就是说,当开启具有同步功能的除颤仪进行电复律时,如果不对电复律的模式加以选择,则仪器默认为非同步模式。

3. 电复律的指征

电复律用于消除严重的快速性、异位性心律失常,那么它们都是哪些心律失常呢? 下面就来谈谈电复律的指征,即适应证。

(1) 同步电复律的适应证:由"折返"所导致的室上性心动过速(室上速)、心房颤动(房颤)、心房扑动(房扑)以及单形性室性心动过速(室速),伴有严重的血流动力学障碍,即为同步电复律的适应证。

同步电复律的禁忌证包括绝对禁忌证和相对禁忌证。绝对禁忌证包括:① 洋地黄性心律失常。② 室上速合并完全性房室传导阻滞。③ 病态窦房结综合征(病窦)。④ 无奎尼丁(或胺碘酮)维持治疗的条件。⑤ 近期动脉栓塞或超声心动图显示房内血栓而未抗凝等。相对禁忌证包括:① 洋地黄中毒或低血钾未纠正。② 甲状腺功能亢进(甲亢)未控制。③ 风湿活动或急性心肌炎。④ 心力衰竭(心衰)未纠正。

同步电复律在复律之前需要做一系列的准备工作,复律前后还要维持用药,并且还有一些禁忌证,基层一般没有开展同步电复律治疗的条件。

(2) 电除颤的适应证:电除颤即指非同步电复律,其适应证主要包括室颤与无脉性室速。心室扑动(室扑)通常为室颤的前奏,也被视为电除颤的适应证;此外多形性室速由于QRS形态和频率不规则,除颤仪难以或不能对QRS波群实现可靠的同步化,故对此类患者实施电复律时,只能采用非同步模式。室颤与无脉性室速为常见于心脏骤停的致命性心律失常,必须立即消除,因此它们也被称作电除颤的紧急与绝对适应证。

事实上,心脏骤停包括四种心律类型:室颤、无脉性室速、无脉性心电活动(pulseless electrical activity,PEA)与心搏停止,其中室颤或无脉性室速通常是心脏骤停早期最常见的心律类型,电除颤为最佳急救措施;但是心脏骤停一旦发展为无脉性心电活动或心搏停止,则不能进行电除颤。以往曾有研究者主张对心脏骤停不论心律类型,一律给予电除颤("盲目电除颤"),现如今不宜提倡。

二、飞利浦除颤仪基本构造

以下具体介绍飞利浦 M4735A 除颤起搏监护仪(Philips HEARTSTART XL M4735A)。

1. 主要功能

除颤监护仪 + 起搏 + 血氧 + AED。

2. 功能参数

具有手动和 AED 操作,可选报警上下限,可打印,数据存储,事件概要,事件标记,具有除颤、起搏、心电、血氧监测等功能(图 3.28.2~图 3.28.6)。

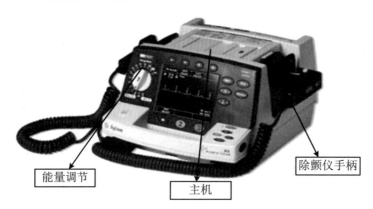

图 3.28.2　M4735A 主界面

三、电除颤操作步骤

1. 评估

了解患者病情状况,评估患者意识消失,颈动脉、股动脉搏动消失,呼吸断续或停止,皮肤发绀,心音消失,血压测不出,心电图状态以及是否有室颤波。

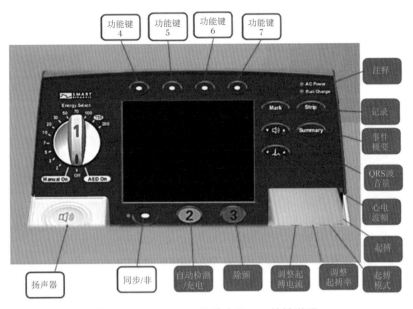

图 3.28.3　M4735A 构造介绍——按键说明

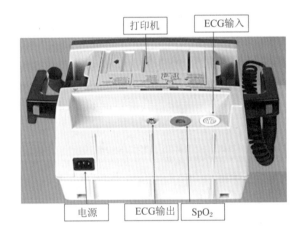

图 3.28.4　M4735A 构造说明——后视图

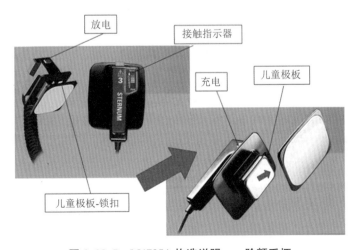

图 3.28.5　M4735A 构造说明——除颤手柄

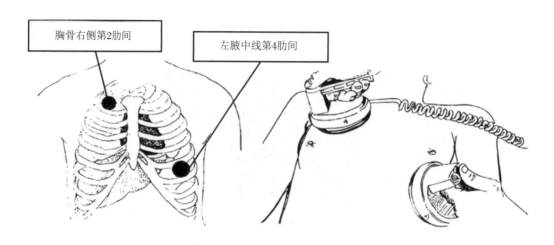

图 3.28.6　除颤的正确位置

2. 操作前准备

(1) 除颤仪处于完好备用状态,准备抢救物品、导电糊、电极片,治疗碗内放纱布 5 块,摆放有序。

(2) 暴露胸部,清洁监护导联部位皮肤,按电极片,连接导联线。

(3) 正确开启除颤仪,调至监护位置;观察显示仪上的心电波形;检查除颤仪后报告"设备完好、电量充足、连线正常、电极板完好"。

(4) 报告心律"病人出现室颤,须紧急除颤"(准备时间不超过 30 秒)。

3. 操作

(1) 将患者摆放为复苏体位,迅速擦干患者胸部皮肤。

(2) 选择除颤能量,单相波除颤用 360 J,直线双相波用 120 J,双相指数截断(BTE)波用 150～200 J。若操作者对除颤仪不熟悉,除颤能量选择 200 J。确认除颤仪状态为非同步方式。

(3) 手持电极板时不能面向自己,将手控除颤电极板涂以专用导电糊,并均匀分布于两块电极板上。

(4) 电极板位置安放正确("STERNVM"电极板上缘放于胸骨右侧第 2 肋间,"APEX"电极板上缘置于左腋中线第 4 肋间);电极板与皮肤紧密接触。

(5) 充电、口述"请旁人离开"。

(6) 电极板压力适当;再次观察心电示波(报告仍为室颤)。

(7) 环顾患者四周,确定周围人员无直接或间接与患者接触(操作者身体后退一小步,不能与患者接触)。

(8) 双手拇指同时按压放电按钮电击除颤(从启用手控除颤电极板至第一次除颤完毕,全过程不超过 20 秒)。

(9) 除颤结束,评价除颤效果:电除颤后立即继续 CPR,经过 5 组 CPR 后,检查心律是否转复,有指征时再次给予电除颤。报告"除颤成功,恢复窦性心律"。

(10) 移开电极板。

(11) 旋钮回位至监护;清洁除颤电极板。

(12) 协助患者取舒适卧位,报告:密切观察生命体征变化,继续做好后续治疗;患者病情稳定,遵医嘱停用心电监护。取下电极片,擦净皮肤。

(13) 电极板正确回位;关机。

4. 操作结束

(1) 擦干胸壁皮肤,整理患者衣物,协助舒适卧位,密切观察并及时记录生命体征变化。

(2) 整理用物。

四、电复律操作步骤

电复律操作步骤基本同电除颤,但电复律前需要充分镇静,可使用安定或者咪唑安定作为静脉麻醉,同时面罩吸氧,当患者处于朦胧状态,睫毛反射消失,即可根据心电图判断进行电复律。打开同步电复律按钮,选择能量一般不超过 200 J(50~200 J)。

五、学生分组模型练习

内容略。

> **思考题**

患者,男,68 岁,因"胸闷胸痛不适 3 小时"急诊就诊,就诊过程中突发意识不清,心跳呼吸骤停,心电监护提示心室颤动。

(1) 如何急诊处理?

(2) 可能的原发病有哪些? 怎样鉴别?

参考文献

Zoll P M, Linenthal A J, Gibson W, et al. Termination of ventricular fibrillation in man by externally appliedelectric countershock[J]. N. Engl. J. Med., 1956,254(16):727-759.

(夏 炎)

实验二十九　现场成人心肺复苏实验

> ## 实验目的

(1) 掌握：现场成人心肺复苏（cardiopulmonary resucitation，CPR）的方法及抢救步骤。

(2) 熟悉：心脏按压和人工呼吸的并发症。

(3) 了解：单人、双人 CPR 过程中的区别。

> ## 实验内容

(1) 教师讲解相关理论知识并组织学生观看 CPR 视频。

(2) 教师在模型上进行操作示范。

(3) 学生分组练习单人及双人 CPR。

> ## 实验方法

多媒体演示，教师示范，视频教学，模拟训练。

> ## 实验步骤

一、立即识别心搏骤停并启动急救系统

如果发现有人突然神志不清或晕厥，确认现场环境安全后，可轻拍其肩部并大声呼叫，如果无反应（无回答、无活动）且无呼吸，或有不正常的呼吸（如喘息性呼吸），就应该立即判断已发生心搏骤停，不需要检查是否有脉搏。这时应立即呼叫急救中心（拨打 120 急救电话），启动急救系统，以争取时间获得专业人员的救助和得到自动除颤仪（AED），然后立即开始 CPR。

呼吸和脉搏需要同时检查（10 秒内），缩短首次按压的时间。若患者没有正常呼吸但有脉搏，予以急救呼吸，每 5～6 秒一次呼吸或每分钟 10～12 次呼吸，每 2 分钟检查一次脉搏，如果没有脉搏，立即开始 CPR。当施救者取得 AED 时，尽快尝试除颤（早期除颤）。

判断颈动脉搏动方法：用示指及中指指尖触及气管正中部位（男性可先触及喉结），然后向一侧滑移 2～3 cm，在气管旁软组织处轻轻触摸颈动脉搏动（图 3.29.1）。

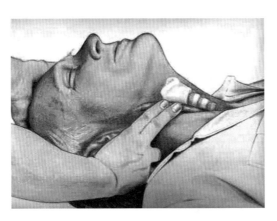

图 3.29.1　颈动脉搏动位置

二、即时高质量的 CPR:C-A-B

1. C:Compression——胸外按压

(1) 摆体位:患者应仰卧于硬板床或平地上,置于复苏体位,即头、颈、躯干平直无扭曲,双手放于躯干两侧。操作者位于患者右侧。

(2) 寻找按压部位:胸骨中下 1/3 交界处(或者两乳头连线中点)。操作时以示指、中指并拢,触及一侧胸廓肋缘,向中线滑动到剑突部位,取剑突上两横指,另一手的掌根部置于两横指上方;将定位之手取下,将掌根重叠放于另一手背上,十指相扣,抬离胸壁(图 3.29.2)。

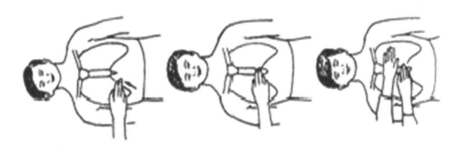

图 3.29.2　按压位置

(3) 开始按压:按压时双臂应伸直,与水平面垂直,双肩在病人胸骨上方正中,垂直向下用力按压,按压应平稳、有规律地进行,避免冲击式猛压,下压及放松的时间应大致相等;按压后应使胸廓完全回弹(重新扩张),但手掌不离开胸壁(图 3.29.3~图 3.29.5)。按压频率100~120 次/分,按压深度成人 5~6 cm,应避免超过 6 cm(儿童约为 5 cm,婴儿约为4 cm),尽量减少按压中断(10 秒内)。成人单人或双人的按压通气比值都为 30∶2,即首先完成 30次胸外按压,然后完成 2 次人工呼吸。

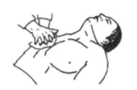
图 3.29.3　按压时双手位置

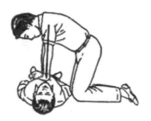
图 3.29.4　按压时的姿势

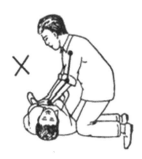

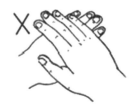

图 3.29.5　错误的按压方式

2．A：Airway——开放气道

将患者头部轻轻偏向一侧，清除其口腔内分泌物及异物后，恢复仰卧位，开放气道，使患者下颌、耳垂连线与地面或床面垂直。常见的开放气道方法有如下两种：

（1）"仰头提颏法"，一手置于患者前额使头部后仰，另一手的食指与中指抬起下颏（图3.29.6）。此法成人、儿童及婴幼儿均可使用。

（2）"托下颌法"，即操作者位于患者头侧，双手四指并拢，分别置于患者双侧下颌角向上抬起，如果患者双唇紧闭，用拇指推开下唇，使嘴唇张开（图3.29.7）。此法尤其适用于颈椎损伤患者。

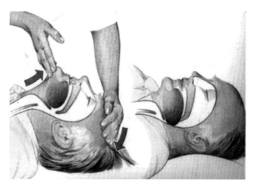
图 3.29.6　仰头提颏法

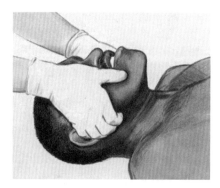
图 3.29.7　托下颌法

3．B：Breathing——人工呼吸

开放气道后，一手捏住患者的鼻翼下端，术者吸一口气（自然吸气）后张开嘴紧贴患者的口，把患者的口部完全包住，缓慢向患者口内吹气（1秒以上），观察到其胸廓向上抬起后松口松鼻，胸廓回落。一次吹气完毕后立即与患者口部脱离，放松捏鼻的手指，以便患者从鼻孔出气,轻轻抬起头部,眼视患者胸部,同时吸入新鲜空气,准备下一次人工呼吸(图3.29.8)。

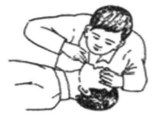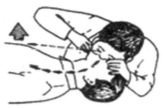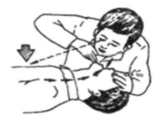

图 3.29.8 口对口人工呼吸

4. 判断复苏效果

单人心肺复苏时按压通气比值为30∶2,即术者完成30次胸外按压后紧接着开放气道,清除异物,完成2次人工呼吸,如此循环,每2分钟(大约5个周期)评价一次复苏效果,直到专业急救人员到场,或患者恢复自主循环、自主呼吸。

双人心肺复苏时按压通气比值为30∶2,即一人立即开始胸外按压,另一人清除异物,开放气道,待前者做完30次胸外按压后,完成2次人工呼吸,如此循环,每2分钟交换一次并评价复苏效果,直到专业急救人员到场,或患者恢复自主循环、自主呼吸。注意两人交换时尽量避免按压的中断,一人在患者一旁按压,而另一人则在对侧做替换准备,当对方手掌一离开,立即取代进行心脏按压。

心肺复苏有效的标志主要有:① 大动脉处可扪及搏动,可测得血压。② 口唇、皮肤、指甲发绀消失,转为红润。③ 散大的瞳孔开始缩小,对光反射出现。④ 出现自主呼吸。⑤ 神志逐渐恢复等。

思考题

情景:小马同学是一名医学院3年级学生,在马路中央碰到一名倒地呼之不应的成人,小马同学立即求助路人报警及时取得了AED,同时立即予以行现场心肺复苏,在心脏按压30次后,立即予以做2次深吸气口对口人工呼吸,约5个周期后小马同学判断复苏无效,立即予以电除颤后继续心肺复苏,约4分钟后急救医务人员到达现场后主导抢救。

(1)请问在上述情景中小马同学做的是否合理规范?若有不合理规范的方面请予以逐条指出并解释原因。

(2)请问医务人员接手后除心肺复苏外现场还应该做哪些抢救措施?

(3)患者约8分钟后被施救者恢复自主心率,但神志浅昏迷,请问后续应该重点做哪些方面治疗?

参考文献

邓小明,李文志.危重病医学[M].北京:人民卫生出版社,2016.

(祁羽鹏)

实验三十　ICU 见习

实验目的

(1) 熟悉:ICU 病房的日常工作程序。

(2) 了解:ICU 中各种常规的监护系统。

(3) 了解:ICU 中各种监测方法以及监护仪器的使用。

实验内容

(1) PPT 教学、现场参观 ICU 病房了解 ICU 日常工作程序。

(2) 现场教学了解 ICU 常见的器官功能监测方法。

实验方法

多媒体演示、参观 ICU 病房并结合病例进行示教。

实验步骤

一、指导教师讲解 ICU 的日常工作程序

ICU 查房清单 FAST HUGS BID:营养(F)、镇痛(A)、镇静(S)、血栓预防(T)、床头抬高(H)、预防应激性溃疡(U)、血糖控制(G)、自主呼吸实验(S)、液体平衡(B)、尽早拔除导管(I)、抗生素降阶梯(D)。

二、简要介绍各系统监测内容

1. 循环系统功能监测

(1) 心电图:荧光屏连续示波显示,了解心电速率及节律,诊断心律失常、心肌损害及电解质紊乱。

(2) 血压:间接法目前采用袖带法监测仪自动间断或持续测量。对血流动力学不稳定的病人,需准确地持续监测血压,应采用动脉穿刺直接测压法。一般选择桡动脉或足背动

脉,穿刺后接换能器后输出波形和数据,同时也可方便进行血气分析等。

(3)脉搏:通过对脉搏波的触诊、观察波形及外周血流灌注指数(PPI),了解外周循环的状态。

(4)心功能:① 有创监测:用 Swan-Ganz 导管从颈内或锁骨下静脉插至肺动脉,测得中心静脉压、右房压、右室压、肺动脉压和肺动脉楔压,以热稀释法测定心输出量,并根据心率、动脉压、体表面积等参数,计算心搏量、心指数等一系列心脏功能参数,对病人的左右心功能等循环功能状况进行全面评价,用以指导对重症病人进行治疗。②无创监测:无创心排检测、重症床旁心脏超声应用。

(5)中心静脉压(CVP):危重病人应放置中心静脉导管,通过测定中心静脉压判断右心功能和有效循环容量,以指导调节输液输血量及速度、强心药或利尿药的应用。一般采用颈内静脉及锁骨下静脉放置导管。

2. 呼吸系统监测

(1)一般监测:包括呼吸频率、节律、类型,病人是否苍白、发绀等。

(2)机械通气下的呼吸力学监测:压力、容量、流速、顺应性、阻力以及时间常数监测等。

$$P_{peak} = Flow \times R + VT/Crs + PEEPi（或 PEEP）$$

(3)呼吸气体监测:包括吸入氧浓度及呼气末二氧化碳分压的监测。

$$PaCO_2 = \frac{0.863 \times V_{CO_2}}{RR \times (VT - VD)}$$

(4)指脉波氧饱和度监测。

(5)血气分析(六步法):

第一步:根据 Henderson 简化公式 $[H^+] = 24 \times PaCO_2/HCO_3^-$,评估血气数值是否一致可靠。

第二步:根据 pH 判定,是否存在碱血症或酸血症。

第三步:结合病史并根据 pH、$PaCO_2$ 变化方向判定是否存在呼吸或代谢紊乱。

第四步:根据极限代偿公式判定原发异常后的代偿情况。

第五步:计算阴离子间隙,了解有无高 AG 代酸。

第六步:计算潜在 HCO_3^-,判定有无三重酸碱失衡。

(6)胸部 X 线或 CT 检查。

3. 肝、肾功能监测

包括尿量、尿液检查,血尿素氮、肌酐、直接胆红素、间接胆红素、ALT、AST 等一系列肝、肾功能方面检查。

4. 内环境监测

包括水、电解质平衡,酸碱平衡,以及渗透平衡指标等。

5. 神经系统监测

包括神志、意识、感觉、运动、反射、视神经鞘直径的超声测量等。

6. 消化系统功能监测

有无腹痛、腹泻、腹胀、恶心呕吐、腹内压监测(膀胱压监测)等。

7. 细菌微生物监测

定期血、尿、痰培养，其他各种分泌物、引流液、渗出液培养等。

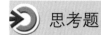 思考题

（1）ICU 病房的焦虑综合征有哪些？

（2）ICU 病房中如何避免病人之间的交叉感染。

（仲昌顺）